Dr. Dr. Michael Despeghel

So
senken
Sie Ihr
biologisches
Alter

Dr. Dr. Michael Despeghel

So senken Sie Ihr biologisches Alter

Das wissenschaftlich fundierte
Programm, mit dem Sie jünger werden,
als Sie eigentlich sind

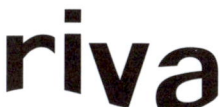

Bibliografische Information der Deutschen Nationalbibliothek:
Die Deutsche Nationalbibliothek verzeichnet diese Publikation in der Deutschen Nationalbibliografie; detaillierte bibliografische Daten sind im Internet über http://d-nb.de abrufbar.

Für Fragen und Anregungen:
info@rivaverlag.de

Originalausgabe
1. Auflage 2016
© 2016 by riva Verlag, ein Imprint der Münchner Verlagsgruppe GmbH,
Nymphenburger Straße 86
D-80636 München
Tel.: 089 651285-0
Fax: 089 652096

Manuskripterstellung: Christine Waldmann
Redaktion: Petra Holzmann
Umschlaggestaltung: Kristin Hoffmann
Umschlagabbildung: LuckyImages/Shutterstock.com
Satz: Daniel Förster, Belgern
Druck: Florjancic Tisk d.o.o., Slowenien
Printed in the EU

ISBN Print 978-3-86883-808-4
ISBN E-Book (PDF) 978-3-95971-163-0
ISBN E-Book (EPUB, Mobi) 978-3-95971-164-7

Weitere Informationen zum Verlag finden Sie unter

www.rivaverlag.de

Beachten Sie auch unsere weiteren Verlage unter
www.muenchner-verlagsgruppe.de

INHALT

Vorwort

Liebe Leserinnen, liebe Leser,

Jeder will *alt werden*, doch niemand will *alt sein*. In der Tat gehört Mut dazu, in Würde zu altern oder überhaupt zu altern. Ganz besonders in einer Gesellschaft, die dem Jugendwahn verfallen ist. Wenn es ausschließlich gilt, jung, fit und schön zu sein, dann fühlt man sich als nicht mehr so junger, nicht mehr so fitter und nicht mehr so schöner Mensch schnell ausgeschlossen. Da wir aber soziale Wesen sind, die auf Zugehörigkeit, Anerkennung und Zusammenhalt angewiesen sind, um das Leben als lebenswert zu erfahren, wird es immer schwieriger, das eigene Älterwerden zu akzeptieren – womöglich sogar zu genießen!

Das liegt natürlich vor allem daran, dass Altern mit allen möglichen Nachteilen in Verbindung gebracht wird: geringere körperliche und geistige Leistungsfähigkeit, schwindende Attraktivität, eingeschränkte Aktivitäten, geringere Flexibilität und weniger gute Gesundheit. Was aber wäre, wenn wir den natürlichen biologischen Alterungsprozess ausbremsen könnten? Wenn wir trotz unserer Lebensjahre unseren Körper und unseren Geist jung erhalten könnten? Die gute Nachricht: Das ist möglich! Der Haken: Sie müssen etwas dafür tun! Aber freuen wir uns zunächst an der Erkenntnis, überhaupt die Möglichkeit zu haben, in jeder Lebensphase das eigene biologische Alter senken zu können. Dass das nicht ohne persönlichen Einsatz geht, versteht sich hoffentlich von selbst.

Natürlich ist damit nicht gemeint, den Weg zum Schönheitschirurgen zu gehen und an sich »herumschnippeln« und sich »botoxen« zu lassen! Die gruseligen Ergebnisse dieses Jugend- und Schönheitswahns können wir seit Jahren in Hollywood bewundern. Arme Menschen – sie haben wenig vom Leben verstanden. Nein, ich meine mit persönlichem Einsatz vor allem die Entwicklung von Bewusstheit – und zwar darüber, welche Faktoren den Alterungsprozess beeinflussen, ob verlangsamend oder beschleunigend. Denn erst wer weiß, an welchen körperlichen und geistigen Stellschrauben er drehen kann und sollte, hat die Möglichkeit, seinen Lebenswandel dahingehend zu analysieren und, wenn nötig, zu korrigieren. Die Herausforderung besteht also in der Reflexion: Was tue ich an jedem einzelnen Tag, das sich auf meinen Alterungsprozess auswirkt? Was esse und trinke ich? Wie gehe ich mit meinem Körper um? Was denke ich? Was fühle ich? Welche Entscheidungen treffe ich? Wie handle ich? Wie verhalte ich mich anderen und mir selbst gegenüber?

Die meisten Menschen meinen, altern passiert einfach – dagegen sei kein Kraut gewachsen. Bestenfalls wird auf die Eltern oder Großeltern verwiesen und den Genen die Schuld gegeben. Doch das ist falsch. Natürlich hat auch die Erbmasse keinen geringen Einfluss darauf, wie alt wir werden können und auf welche Art und Weise wir altern – übrigens bis zu 50 Prozent. Und daran lässt sich natürlich nichts ändern, klar. Die anderen 50 Prozent aber werden beeinflusst von unserem Lebenswandel und unserer Einstellung zum Leben selbst! Und auf die haben wir sehr wohl Einfluss, sogar sehr direkten.

Und das ist auch gut so. Denn sonst wären wir dem Geschehen ja machtlos ausgeliefert – sozusagen »ohnmächtig«. Aber das sind wir nicht. Denn mit einer gesunden Ernährung, genügend Bewegung, vor allem aber einer förderlichen und lebensbejahenden Lebenseinstellung werden Sie ganz einfach langsamer altern. Und ich zeige Ihnen, wie das funktioniert. Das kann auch Ihnen gelingen – egal wo Sie jetzt gerade stehen. Wagen Sie den Einstieg in einen »verjüngenden« Lebensstil!

Ihr Dr. Dr. Michael Despeghel

Einführung

Ob wir es nun wollen oder nicht: Wir werden alle älter. Das liegt in der Natur der Sache und gehört nun mal zum Leben. Warum wir altern, das wissen wir allerdings noch nicht so genau. Der Internist und Gerontologe Max Bürger erkannte in der ersten Hälfte des 20. Jahrhunderts erstmals, dass Entwicklung und Altern eine Einheit bilden, und beschrieb den Prozess als »Biomorphose« – als »die lebenslang dauernde Wandlung, der der menschliche Körper, sein Geist und seine Seele unterliegen«. Diese Beschreibung macht deutlich, dass das Altern kein rein körperlicher Prozess ist, sondern auch den »anderen Teil« des Menschseins betrifft. Worum es dabei geht und was das für jeden von uns bedeutet, darauf werden wir später noch näher eingehen.

Nun mag es in unserer westlich geprägten Gesellschaft unterschiedliche Sichtweisen auf dieses Phänomen geben. Der Tenor aber lautet meist: »Altern ist nicht wünschenswert und mit vielen Nachteilen verbunden.« Kein Wunder! Schließlich wird Älterwerden vor allem mit negativen Auswirkungen auf den Körper assoziiert: nicht mehr begehrenswert, nicht mehr attraktiv, weniger leistungsfähig, weniger flexibel, krank, gebrechlich … Wer greift bei diesem Angebot schon gern zu?

»Das menschliche Leben ist ein dauerndes Werden. Ziel ist es, die reife Frucht des Lebens zu ernten. Wer ewig jung bleiben will, verweigert die Reife.«

Willigis Jäger

Man könnte Älterwerden aber auch verstehen als geistigen und seelischen Reifeprozess mit positiven Effekten wie Erfahrung, Souveränität, Weisheit, Unabhängigkeit, Charakterausprägung, Bewusstheit, mentaler Stärke und Überlegenheit. Verbunden damit und aus dieser Perspektive betrachtet, könnte der Mensch im Laufe seines Lebens ein absolut wünschenswertes Ziel erreichen: Zufriedenheit. Das ist natürlich eine Frage der Einstellung – der Einstellung zum Altern, vor allem aber zum Leben selbst. Dazu später mehr (ab Seite 25).

Die perfekte Vision ist natürlich, sowohl körperlich als auch geistig gesund und fit zu altern und biologisch stets jünger zu sein als an Jahren – das biologische Alter also zu senken. Wie das gelingen kann, erfahren Sie in diesem Buch.

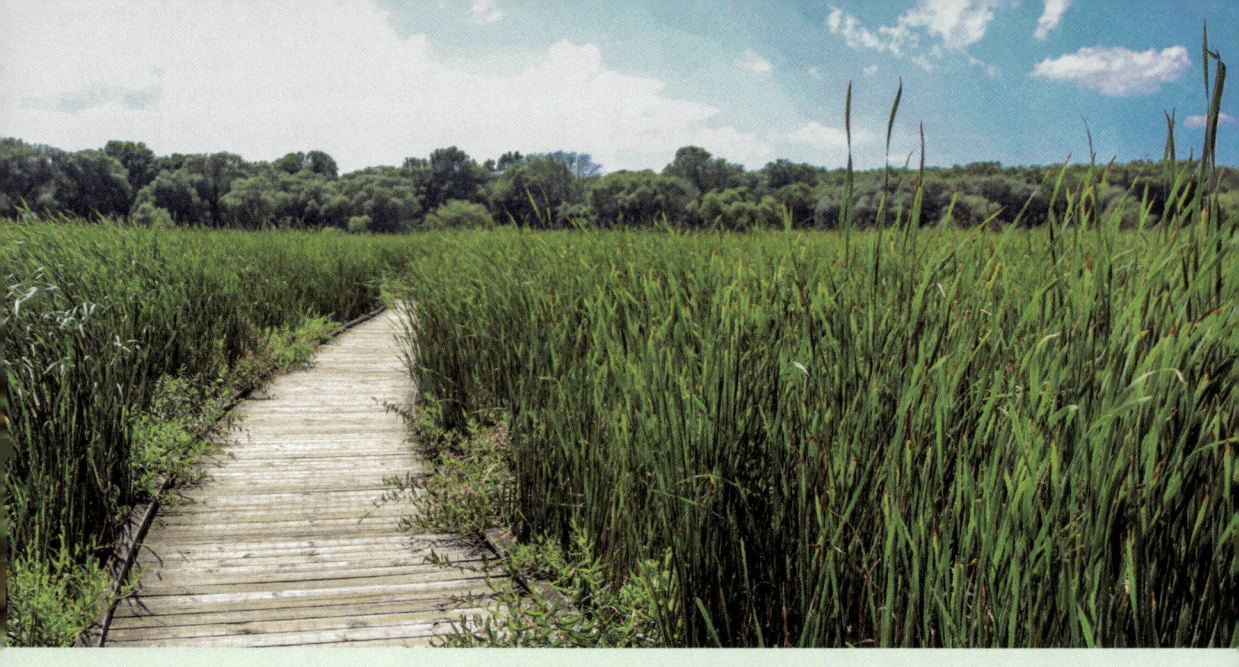

DIE ALTERNSFORSCHUNG

Die Entwicklung der Lebenserwartung

Schaut man auf die letzten 125 Jahre, hat sich zumindest die Lebenserwartung des Menschen deutlich erhöht. In Europa lag sie im Jahr 2015 bei durchschnittlich 78 Jahren. Der Durchschnitt unterteilt sich in knapp 81 Jahre für Frauen und etwas mehr als 74 Jahre für Männer. Dabei haben die Menschen in West-, Süd- und Nordeuropa laut Statistik ziemlich gleiche Chancen, dieses Alter zu erreichen, während etwa in Osteuropa die Lebenserwartung deutlich niedriger liegt (Frauen 78, Männer 68). Das lässt den Schluss zu, dass sich auch die Lebensumstände auf die Lebenserwartung auswirken.

Dementsprechend lag sie um 1890 in Deutschland bei rund 40 Jahren für Frauen und ungefähr 37 Jahren für Männer. Das heißt, dass sich die Lebenserwartung in dem relativ kurzen Zeitraum von 125 Jahren nahezu verdoppelt hat. Das ist eine gewaltige Entwicklung hin zum Älterwerden. Was ist der Grund? Die Wissenschaft macht dafür die medizinisch-pharmazeutischen Fortschritte und die damit einhergehende deutlich gesunkene Mütter- und Säuglingssterblichkeit im letzten Jahrhundert verantwortlich. Gleichzeitig fanden die Ausrottung von Pest und Cholera, die Entdeckung von Penizillin, der breite Einsatz von Antibiotika sowie die Innovationen in der Medizintechnologie statt.

Aber nicht nur der Zugang zu guten medizinischen Bedingungen hat sich verlängernd auf die Lebenserwartung ausgewirkt, auch die hygienischen Verhältnisse haben sich in dieser Zeit extrem verbessert und die Ernährung wurde ausgewogener. All das beeinflusste die Lebensspanne des Menschen positiv. Die maximale Lebensspanne liegt für den Homo sapiens derzeit bei etwa 120 Jahren. Diese erreichen zwar immer noch sehr wenige Personen, doch auch sie sterben dann in der Regel nicht an hohem Alter, sondern wie die meisten Menschen vor allem an sogenannten altersassoziierten Krankheiten wie Immunschwäche, Herzinfarkt, Krebs, Schlaganfall oder an schweren Erkrankungen der Atemwege.

Das Ende der Fahnenstange?

Die Wissenschaft ist sich nicht im Klaren darüber, wann das Ende des Alterns erreicht sein könnte. Doch gehen die Gerontologen davon aus, dass etwa 50 Prozent der Menschen, die im Jahr 2015 geboren wurden, 100 Jahre alt werden.

Bis heute haben sich die Lebensumstände in der westlichen Welt mit weiterem medizinischen Fortschritt, allgemeinem Wohlstand und einer gut ausgebauten Gesundheitsversorgung zwar immer weiter verbessert, das Leben ist vor allem bequemer geworden. Doch gerade diese Bequemlichkeit hat bezogen auf die körperliche Gesundheit durchaus Schattenseiten. Bewegungsmangel und »körperlicher Stillstand« sind hohe Risikofaktoren. Bis vor 20 Jahren hat das Leben uns ganz allgemein und den Körper im Besonderen noch deutlich mehr gefordert. Inzwischen sitzen die Menschen bis zu 14 Stunden am Tag (Büro, Internet, TV). Doch zu viel Sitzen und zu wenig Bewegung im Alltag schadet der Gesundheit und fördert frühzeitiges Altern. Denn der Mensch ist von seiner gesamten Physiologie her nicht für den Stillstand geschaffen. Wir müssen uns bewegen, damit unser Stoffwechsel rund läuft und wir auch im Alter fit bleiben. Näheres dazu im Kapitel »Bewegung« ab Seite 134.

Zu dieser durchaus negativen Entwicklung – Bewegungsmangel und in der Folge Übergewicht mit seinen krank machenden Konsequenzen nehmen in unserer Gesellschaft dramatisch zu – kommt, dass der Mensch heutzutage massiven schädigenden Einflüssen von außen ausgesetzt ist. Dazu gehören Feinstaub, Giftgase, Smog in der Luft sowie Pestizide in den Lebensmitteln. Die Belastung ist enorm, wird aber von den meisten Menschen völlig unterschätzt – denn man sieht sie nicht, riecht sie nicht und schmeckt sie nicht. Das macht sie äußerst gefährlich für Körper und Gesundheit. Umso mehr ist eine umfassende Bewusstheit über die Einflussfaktoren und wie diese auf uns, unseren Körper, unsere Gesundheit und damit unseren Alterungsprozess wirken, vonnöten. Denn nur dann können wir mit passenden Maßnahmen und Programmen dem Alterungsprozess gegensteuern. Darüber werden Sie in diesem Buch noch mehr erfahren.

Was bedeutet Altern? – Die Physiologie des Alterungsprozesses

Auf körperlicher Ebene definieren Gerontologen das Altern folgendermaßen: Nach dem Erreichen einer Vitalitätsspitze im Alter von 20 bis 30 Jahren beginnt beim Menschen die Alternsphase. Das heißt, die Leistungsfähigkeit von Geweben und Organen nimmt zwar schleichend, aber unumkehrbar ab. Hinzu kommt, dass mit den Lebensjahren die Wahrscheinlichkeit steigt, an altersassoziierten Krankheiten zu sterben.

Die Gerontologie ist die Wissenschaft, die sich mit dem Alter beziehungsweise dem Altern beschäftigt. Sie untersucht unter anderem, was genau im menschlichen Körper – also auf der physiologisch-biologischen Ebene – passiert, wenn er altert. Zugleich stellt sie die Frage, ob diese Prozesse umkehrbar sind und ob es Möglichkeiten gibt, das Altern aufzuhalten oder zumindest zu verlangsamen. Denn der Wunsch, die Jugend zu bewahren beziehungsweise ewig zu leben, ist so alt wie die Menschheit selbst. Und auch wenn trotz fortschrittlichster medizinischer, pharmazeutischer oder technischer Entwicklungen keine Lösung für ein ewiges Leben in Sicht ist, so hat sich die Lebensspanne des Menschen – wie schon erwähnt – in den letzten 100 Jahren doch deutlich erhöht. Und die Wissenschaft arbeitet intensiv daran aufzuzeigen, mit welchen Maßnahmen beziehungsweise unter welchen Umständen es uns Menschen gelingen kann, wenigstens möglichst gesund und fit zu altern. Das Ziel ist offensichtlich: dem inzwischen längeren Leben mehr Qualität zu geben – auf allen Ebenen.

Zunächst soll es hier aber um die Frage gehen: Was passiert beim Altern im Körper des Menschen? Welche Prozesse und Effekte liegen dem »biologischen Altern« zugrunde? Mit einigen skizzierten Einblicken in die Biologie des Alterns erläutere ich anhand der wichtigsten Körperteile und -regionen, was Altern bedeutet.

Die Gerontologen gehen davon aus, dass sich der menschliche Körper zunächst über eine gewisse Lebenszeit steil »nach oben« entwickelt: optimales Körperwachstum einschließlich maximaler Reproduzierbarkeit und Reparaturfähigkeit der Zellen, maximierte körperliche Leistungsfähigkeit (Organe, Muskeln) sowie die Ausprägung kognitiver und emotionaler Fähigkeiten (Gehirn, Geist). Diese umfassende Entwicklung gipfelt zwischen dem 20. und 30. Lebensjahr in einer Vitalitätsspitze. Eine der Messgrößen beispielsweise ist die bestmögliche Sauerstoffaufnahme, die Frauen schon mit 16 Jahren erreichen und Männer mit 18. Danach geht diese maximale biologische Leistungsfähigkeit im Sinne des allgemeinen aeroben Austauschs schon wieder zurück. Sie baut sich jedes Jahr im Ausdauerbereich um 3 Prozent und im Muskulaturbereich um 3 bis 5 Prozent ab.

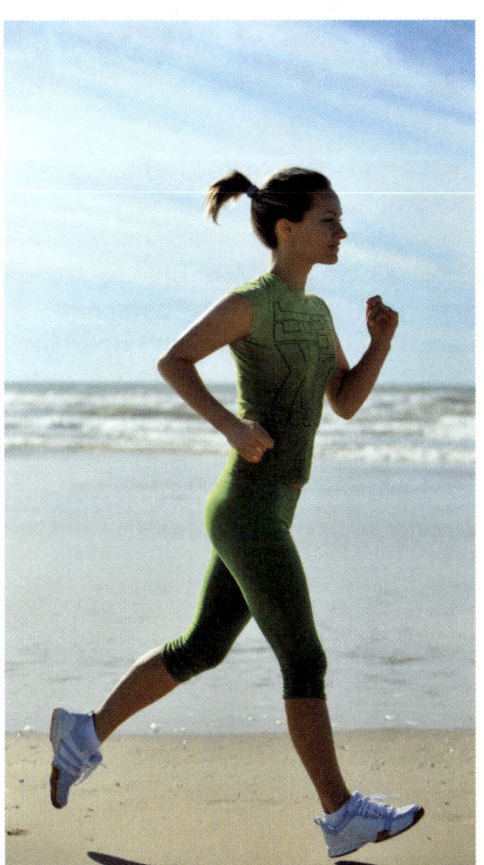

Weitere altersbedingte Veränderungen: Das Körperfett nimmt zu und die Körperflüssigkeit ab, auch die Muskelmasse schwindet und die Leistungsfähigkeit des Grundstoffwechsels sowie die Temperaturregulation lassen nach. Inwieweit bestimmte Organe und Körperregionen im Einzelnen betroffen sind, lesen Sie ab Seite 117.

Theorien zum Altern

Auf der Suche nach den Ursachen des allgemeinen Alterungsprozesses – also den irreversiblen Veränderungen von Geweben und Organen – haben Wissenschaftler zahllose Theorien entwickelt. Die drei bedeutendsten sind:

1. Die Freie-Radikale-Theorie
2. Die Telomeren-Theorie
3. Die Neuroendokrine Theorie

Oxidativer Stress – Freie Radikale greifen Zellen an

Als eine der Hauptursachen für unser körperliches Altern nennt ein Teil der Forscher den sogenannten oxidativen Stress in den menschlichen Zellen. Dieser greift direkt DNA, Proteine und Lipide der gesunden Zelle an und verursacht dort Schäden, die im Laufe des Älterwerdens nicht mehr repariert werden können. In jungen Jahren ist das kein Problem – denn Zellstoffwechsel und Zellvermehrung werden von chemischen Botenstoffen wie Hormone, Wachstumsfaktoren oder Zytokine gesteuert. Das passiert im Laufe des Alterns in immer geringerem Maße.

Der oxidative Stress entsteht aufgrund eines – mit den Jahren zunehmenden –

Ungleichgewichts im Körper: Aggressive Sauerstoffverbindungen, sogenannte freie Radikale (ROS), nehmen im Vergleich zu den Radikalfängern überhand. Letztere sind körpereigene Schutzzellen, die durch antioxidative Mechanismen in der Lage sind, die schädlichen ROS zu inaktivieren. Je mehr im Laufe des Älterwerdens dieses natürliche Schutzsystem des Körpers aus der Balance gerät, desto umfangreicher sind die entstehenden Zellschäden, die den Alterungsprozess beschleunigen und altersbedingte Krankheiten verursachen. Die gute Nachricht: Sogenannte Antioxidantien können wir mit der Nahrung gezielt zuführen und damit unseren Körper bei der Freien-Radikalen-Abwehr unterstützen. Beispielsweise gibt es besonders viele dieser Radikalvernichter in den Vitaminen C und E sowie in Karotinoiden. Obst und Gemüse sind natürliche Lieferanten der lebenswichtigen antioxidativen Stoffe. Lesen Sie dazu auch die Tipps zur Verjüngungsernährung ab Seite 96.

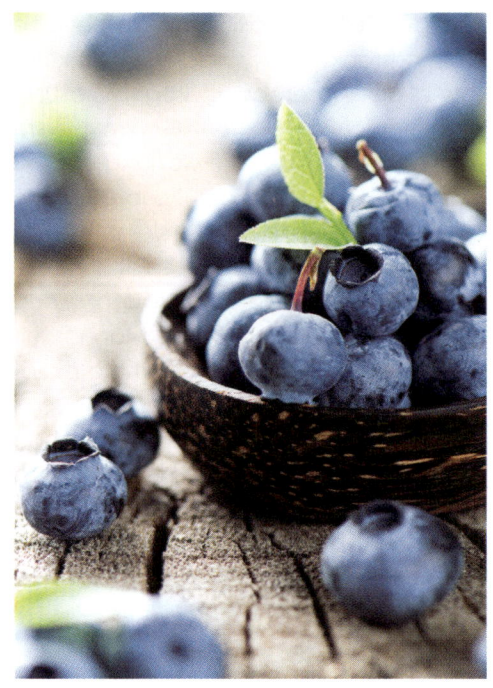

Übeltäter: Freie Radikale

Freie Radikale (ROS: reactive oxygen species) sind hochreaktive Sauerstoffverbindungen, die zum größten Teil bei der sauerstoffverbrauchenden Energiegewinnung in den Mitochondrien in Zellen entstehen.

Auch UV-Licht, Umweltgifte, Nikotin oder Medikamente haben Einfluss auf ihre Entstehung. Werden die ROS von den antioxidativ wirksamen Radikalfängern nicht in Schach gehalten, kommt es zu irreversiblen Zellschäden.

Zellverfall – Die Zellteilungsfähigkeit geht verloren

Eine andere Theorie kommt zu dem Schluss, dass jede Zelle unseres Körpers von Haus aus nur eine begrenzte Lebenszeit hat. Sie baut sich quasi durch Verschleiß aufgrund der stetigen Zellteilung im Laufe der Jahre ab, was dann zu deutlichen Abnutzungserscheinungen führt. Denn junge Zellen teilen sich sehr viel öfter und schneller als die Zellen eines älteren Menschen. Der Grund dafür ist, so die Forscher, die bei jeder Zellteilung fortschreitende Verkürzung der Telomeren-DNA an den Enden der Chromosomen. Das kann man sich wie einen Radiergummi vorstellen, bei dem nach jedem Gebrauch ein wenig Substanz verloren geht. Irgendwann ist der Gummi dann aufgebraucht. Die Zelle altert und stirbt ab.

Überlebenskünstler

Krebszellen zeigen im Gegensatz zu »normalen« Zellen bedauerlicherweise keine begrenzte Vermehrungsfähigkeit. Während Normalzellen ein genetisch programmiertes, limitiertes Vermehrungspotenzial haben, also irgendwann verschlissen sind und absterben, können Krebszellen ewig leben.

Der individuelle Lebensstil kann durchaus Einfluss darauf haben, ob die Auflösung des Radiergummis schneller oder langsamer voranschreitet. Beispielsweise ist negativer Stress (Disstress) der Hauptgrund für einen beschleunigten Verschleiß – mehr dazu finden Sie ab Seite 67. Dazu gehören besonders psychische Belastungen wie Unzufriedenheit mit dem Leben, Trauer, Jobverlust, Unsicherheiten, aber auch mangelndes Körperbewusstsein, Übergewicht und Bewegungsmangel. Wie Sie zu einem förderlichen Lebensstil finden, lesen Sie ab Seite 58.

Disstress macht schneller alt

US-amerikanische Forschungsergebnisse zeigten, dass bei Frauen, die seit Langem unter starker Belastung und Stress standen, die Enden der Chromosomen deutlich verkürzt waren. Und zwar so stark, dass ihre Zellen biologisch rund zehn Jahre älter waren als die von Geschlechtsgenossinnen mit einem ruhigeren Lebenswandel. Die Wissenschaftler schließen daraus, dass Stresshormone die Produktion von freien Radikalen begünstigen. Da diese freien Radikale die Zellen schädigen, ist die Folge eine beschleunigte zelluläre Alterung.

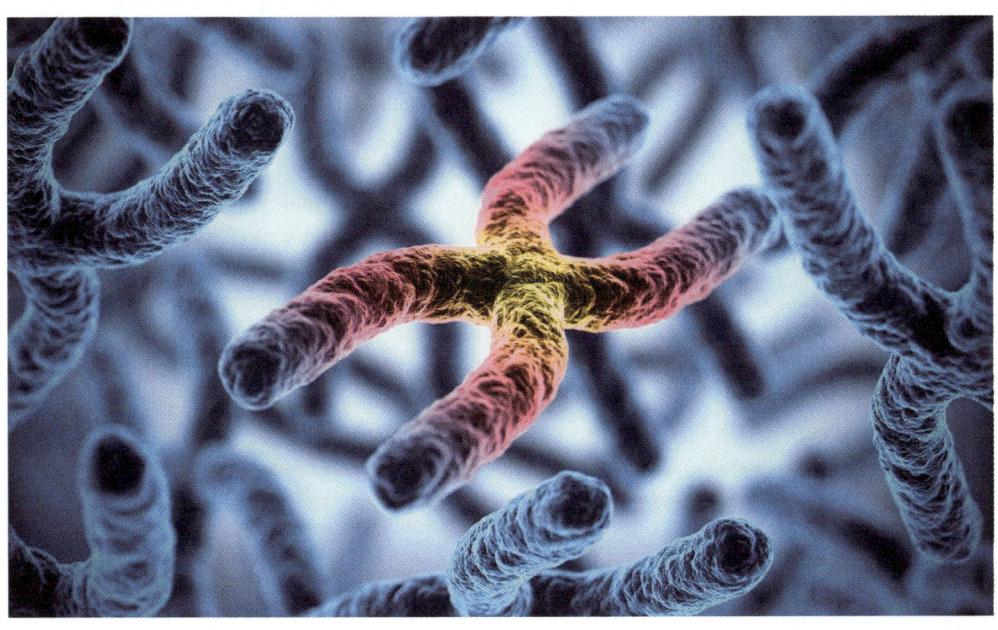

Eustress schützt

Es gibt auch positiven Stress: Ein milder oxidativer Stress wird Eustress genannt. Wir erleben ihn, wenn Lebenssituationen und Aufgaben uns zwar fordern und anstrengen, aber wir uns trotzdem oder sogar deshalb wohlfühlen und Spaß dabei haben. Wir sind dann »im Flow« – das bedeutet: Der milde Stress zeigt uns, dass wir aktiv am Leben teilhaben, dass wir gebraucht werden. Auch wenn es ein bisschen hektisch zugeht, sind wir im Großen und Ganzen mit unseren Umständen zufrieden.

Negativer Stress hingegen führt dazu, dass wir uns ausgebrannt und überfordert fühlen. Depressionen und Krankheiten sind oft die Folge.

Hormonmangel – Ein sinkender Hormonspiegel lässt uns altern

Für die Anhänger der neuroendokrinen Theorie sind Hormone die Ursache für Alt oder Jung. Denn im Alter verändert sich die ursprüngliche Hormonlage des jungen Menschen. Sowohl beim Mann als auch bei der Frau sinkt vor allem die Konzentration der Geschlechtshormone – also Testosteron, Progesteron, Östrogen, Östradiol. Parallel dazu nimmt auch die Produktion der sogenannten Leistungshormone ab. Eine wichtige Rolle beim Altern spielen demnach die Nebennierenrinden-Hormone wie das DHEA, das Zirbeldrüsen-Hormon Melatonin oder das »Wachstumshormon« Somatropin (HGH – Human Growth Hormone) der Hypophysen-Vorderlappen.

Die neuroendokrine Theorie ist übrigens die Grundlage für ein extrem boomendes Geschäft in den USA: die Hormongabe. Die These lautet: Nicht weil wir altern, sinkt der Hormonspiegel, sondern weil der Hormonspiegel sinkt, altern wir. Demnach altert man durch Aufnahme von genügend dieser Leistungshormone nicht, beziehungsweise stellt sich sogar ein verjüngender Effekt ein. Tatsächlich lassen sich gewisse Erfolge nicht von der Hand weisen. Allerdings fehlen Langzeituntersuchungen – und Nebenwirkungen, wie die Bildung von Krebs, sind nicht auszuschließen.

Altwerden ist erblich – Die Erbmasse bestimmt unser Alter mit

Parallel zu den genannten Ansätzen besagt die Gen-Theorie, dass der Alterungsprozess zu etwa 25 Prozent genetisch bedingt ist. Das haben Populations- und Zwillingsstudien gezeigt. So haben Menschen mit Eltern oder Großeltern, die ein stolzes Alter erreichen oder erreicht haben, eine hohe Wahrscheinlichkeit, ähnlich alt zu werden. Von Bedeutung, so die Wissenschaftler, sei in diesem Zusammenhang das Enzym SGK-1, das lebensverlängernde Gene aktivieren kann. Diese bestimmen zwar nicht, wie alt ein Mensch wird, jedoch wie gut beispielsweise die körpereigenen Schutzsysteme gegen freie Radikale arbeiten.

Die ersten Veränderungen

Am frühesten und deutlichsten lässt sich das Altern anhand der Blutgefäße feststellen. Denn es gilt: Der Mensch ist so alt wie seine Gefäße! Von ihrem Zustand lassen sich konkrete und sichere Rückschlüsse ziehen, wie hoch das biologische Alter im Vergleich zum chronologischen Alter eines Menschen ist. Der Verlust der Geschmeidigkeit der Gefäße beginnt bereits mit 20 Jahren (!). Diese schleichende und irreversible Verhärtung ist die erste körperlich feststellbare Veränderung im Rahmen des Älterwerdens. Mit fortschreitendem Alter werden die Blutgefäße immer starrer und sprö-

der – sie verlieren zunehmend ihre Fähigkeit, sich unterschiedlichen Blutdruck-Belastungen anzupassen. Man spricht von Arteriosklerose. Dafür verantwortlich ist – wie für alle im Körper zu beobachtenden Austrocknungsprozesse auch – die im Altern schwindende Zahl jener Zellen, welche die für die Wasserbindung erforderliche Hyaluronsäure produzieren.

Hinzu kommt, dass sich mit der Zeit und vor allem bei ungesundem Lebenswandel die Schlagadern durch Ablagerungen von Cholesterin (Lipoproteine), Fettsäuren, komplexen Kohlenhydraten, Blutbestandteilen und Kalk, aber auch Bindegewebe zusetzen – die umgangssprachlich genannte Arterienverkalkung

Ihre Blutgefäße verraten Ihr biologisches Alter

Gemessen an dem Zustand seiner Blutgefäße kann ein 60-Jähriger biologisch durchaus 20 Jahre jünger sein. Dann nämlich, wenn seine Arterien noch einigermaßen »sauber« und dehnungsfähig sind – wie bei einem 40-Jährigen. Das ist bei einem gesunden Lebenswandel nicht selten. Jedoch kann es sich bei ungesunder Ernährung, unmäßigem Genuss von Nikotin und Alkohol sowie chronischem Bewegungsmangel ebenso umgekehrt verhalten – dann zeigt der Gefäßtest eines 40-Jährigen ein biologisches Alter von 60.

Zwar lässt sich Ihre individuelle Gefäßsituation nur über eine Katheteruntersuchung sicher erfassen – und eine solche veranlasst ein Arzt nur bei konkretem Verdacht auf eine Erkrankung. Doch zunächst gibt auch der Blutdruck einen ersten Eindruck über die Lage im oberen (systolischen) und unteren (diastolischen) Bereich. Als normal gilt nach den neuen europäischen Leitlinien ein Wert von 140/90 mmHg (bisher 130/85). Liegt der Wert darüber, spricht man von Bluthochdruck.

Wer es genauer wissen möchte, kann mit einer einfachen Ultraschalluntersuchung der Halsschlagadern – dem Carotis-Schall – deren Wanddicke bestimmen lassen. Eine verdickte Gefäßwand zeigt eine vorhandene, häufig aber noch rückbildungsfähige Arteriosklerose (Zusetzung) an. Gegenmaßnahmen sind in nahezu jedem Alter möglich und Erfolg versprechend! Die Kosten für eine solche Untersuchung sind selbst zu zahlen und liegen zwischen 50 und 80 Euro.

(Atheromatose) schreitet voran. Die Folgeerscheinungen solcher Gefäßveränderungen sind in der westlichen Welt mit beispielsweise Herzinfarkt oder Schlaganfall die häufigsten Todesursachen.

Allgemein lässt sich feststellen, dass mit dem Fortschreiten des Alterns auch die Leistungsfähigkeit der meisten Organe und andere Körperfunktionen nach der Vitalitätsspitze in den 20er-Jahren allmählich nachlassen. Das geschieht im

- sensorischen Bereich: Sehen, Hören, Tasten, Riechen und Schmecken,
- körperlichen Bereich: Muskeln, Beweglichkeit, Ausdauer, Schnelligkeit,
- kognitiven Bereich: Aufnahmevermögen, Reaktion, Koordination, Problemlösungen.

Im Einzelnen passiert Folgendes:

Die Augen verändern sich: Etwa ab dem 50. Lebensjahr fällt das Zeitunglesen schwer. Das Sehen in der Nähe und das Sehen bei Nacht sind beeinträchtigt. Die sogenannte Altersweitsichtigkeit wird hervorgerufen durch den Elastizitätsverlust der Augenlinse. Häufig kommt es im höheren Alter ab 60 auch zu einer Trübung der Linse und damit zum grauen Star. Jährlich werden rund 230.000 der 65-Jährigen wegen grauem Star operiert. Erhöht sich zudem der Augeninnendruck, weil das Augenkammerwasser nicht mehr ungehindert abfließen kann, erkrankt der Mensch am grünen Star.

Das Gehör verändert sich: Mit den Jahren entwickelt sich eine leichte bis schwere Altersschwerhörigkeit. Ursache dafür ist die Verengung der Gehörgänge ab einem Alter von etwa 50 Jahren. Sie beeinträchtigt den Hörsinn für hohe Töne – man spricht von Hochtonverlust. Im Alltag zeigt sich das zum Beispiel daran, dass man mit 30 Jahren problemlos das Zirpen einer Grille und Vogelgezwitscher mit etwa 15.000 Hertz hören kann,

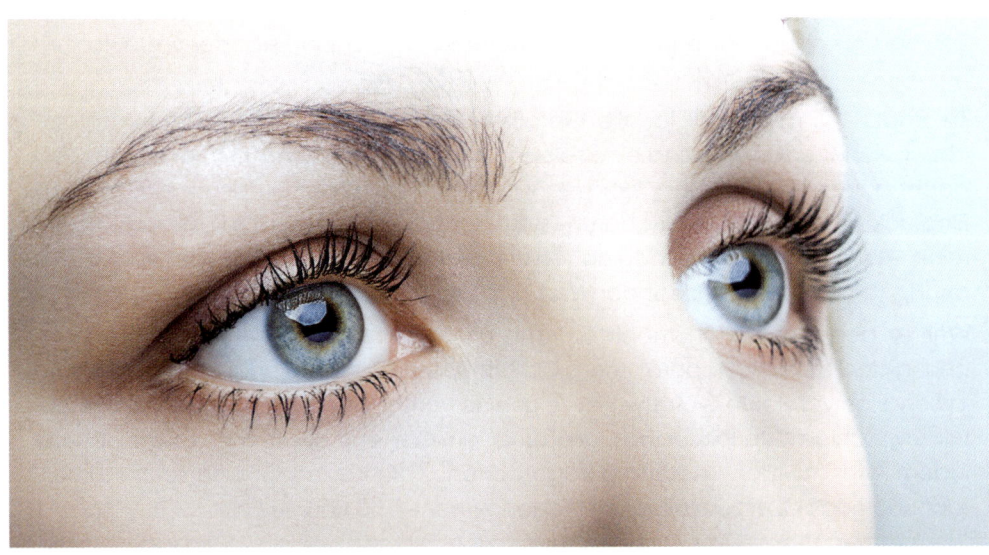

mit 70 Jahren hat das Gehör für solch hohe Töne deutlich abgenommen und man kann meist nur noch das Bellen eines Hundes mit 5000 Hertz wahrnehmen. Hinzu kommt, dass man im Gespräch einzelne Wörter immer schlechter unterscheiden und verstehen kann – insbesondere wenn Hintergrundgeräusche dazukommen.

Die Haut verändert sich: Im Laufe der Jahre kommt es zu einer sogenannten »Altershaut« mit Trockenheit, Falten und Altersflecken. Warum? Da mit der Zeit die Oberhautzellen und das Bindegewebe schwinden, kann die Haut nicht mehr so viel Feuchtigkeit speichern wie in jungen Jahren. Die Haut wird dünner, schlaffer und verliert an Elastizität. Das liegt auch an der verminderten Fett- und Schweißproduktion der Drüsen. Regenerationsprozesse der Haut lassen nach und Wunden heilen langsamer. Das hat vor allem hormonelle Gründe. Denn die Produktion von Wachstums- und Geschlechtshormonen lässt ebenfalls nach, gleichzeitig erhöht sich die Ausschüttung von Stresshormonen wie Cortisol. Hinzu kommen äußere schädigende Einflussfaktoren wie UV-Licht oder Ozon. Je länger man diesen ausgesetzt ist beziehungsweise sich aussetzt, desto schneller schreitet die sogenannte »Lichtalterung« fort. Und desto mehr steigt die Gefahr, an Hauttumoren zu erkranken. Sie sind vorwiegend auf die mutagenen Effekte des UV-Lichts zurückzuführen.

Die Haare verändern sich: Die Anzahl der Haarwurzeln nimmt ab. Bei Männern beginnt dieser Prozess unter Umständen schon ab 20 Jahren. Die verbleibenden Haare wachsen deutlich langsamer, werden feiner und dünner. Das liegt am sich verändernden Hormon- und Nährstoffhaushalt. Und weil die Pigmentproduktion stagniert, werden die Haare zunehmend grau. Aufgrund der allgemeinen verminderten Fett- und Schweißproduktion findet auch auf dem Kopf und an den Haaren ein Austrocknungsprozess statt. Das Haar wird spröder und verliert an Glanz, Spannkraft sowie Elastizität.

Die Lunge verändert sich: Das zentrale Organ unserer Atmung verliert ebenso an Elastizität und damit an Vitalitätskapazität. Gemeint ist die Menge der Luft, die man einatmen kann – sie liegt in jungen Jahren bei bis zu 5,5 Litern und nimmt ab 40 Jahren ab. Grund ist die nachlassende Dehnungsfähigkeit der Lunge. Weil zum einen die Elastizität der elastischen Fasern der Lunge verloren geht und zum anderen der Rippenknorpel zusehends verknöchert, kann man im Alter nicht mehr so tief Luft holen. Wer die Lunge nicht trainiert, dem stehen mit 70 Jahren nur noch 50 Prozent der Kapazität eines 20-Jährigen zur Verfügung. Ebenso reduziert sich das Atemzugsvolumen eines 50-Jährigen auf zwei Drittel des Optimums und das eines 70-Jährigen sogar um 80 Prozent. Die daraus resultierende allgemein geringere Versorgung mit Sauerstoff im Alter schwächt Körper und Geist gleichermaßen.

Das Herz verändert sich: Die Leistung unseres Organs Nummer 1 ist abhängig von der Kraft und der Leistungsfähigkeit seiner Muskeln und seiner »Zuleitungen«, der Gefäße. Dass sich im Laufe des Alters die Muskelfasern im ganzen Körper verringern, die Arterien an Geschmeidigkeit verlieren und sich mit Plaque zusetzen, hat direkten Einfluss auf die Gesundheit des Herzens. Herz-Kreislauf-Erkrankungen sind in Deutschland deshalb die häufigste Todesursache (485 von 1000 Todesfällen).

Organe verändern sich: Zudem kommt es zu Prozessen in Leber, Niere und Milz, mit der Folge, dass die Organe nicht mehr so leistungsfähig sind und sie ihre Funktion nach und nach nicht mehr optimal erfüllen können.

Das Gehirn (zentrales Nervensystem) verändert sich: Im Alter von 21 Jahren erreicht das menschliche Gehirn sein maximales Gewicht von 1400 Gramm beim Mann und 1250 Gramm bei der Frau. Bis zum 80. Lebensjahr reduziert sich das Gewicht um 20 Prozent. Ein Grund ist unter anderem das Absterben von Nervenzellen und ihrer Schutzhüllen (Ganglien) – täglich bis zu 50 000. Damit einhergehen eine geringere Durchblutung des Gehirns und dementsprechend eine verminderte Versorgung der Zellen mit Nährstoffen. Die Folge sind reduzierte kognitive und psychomotorische Leistungen. Zwar bleiben Konzentration und Sprache im Alter fast immer erhalten. Doch lassen bereits ab dem 25. Lebensjahr das Gedächtnis und die allgemeine Leistungsfähigkeit des Gehirns nach; beeinträchtigt sind häufig Orientierung, Lernfähigkeit und Urteilsvermögen. Auf der kognitiven Ebene treten vor allem ein Verlust an emotionaler Kontrolle, die Abnahme von Motivation sowie eine Veränderung des Sozialverhaltens auf (Vereinsamung, Wunderlichkeit im Alter). Die gute Nachricht: Sie können etwas dagegen tun!

Denn es sind die Verbindungen zwischen den Gehirnzellen (Synapsen), die den Geist jung halten. Durch entsprechende Übungen und Maßnahmen können Sie täglich neue Synapsen bilden – auch noch im hohen Alter von über 100 Jahren. Auch der Lebenswandel hat Einfluss auf die »Hirnfitness«. Schädliche Faktoren wie Nikotin und Stress schädigen das zentrale Nervensystem nachhaltig und können Merkfähigkeit, Erinnerungsfähigkeit sowie die Funktion der Sinnesorgane (Ohren, Nase, Mund und Augen) herabsetzen. Davon beeinträchtigt sind unter Umständen auch Teile der Bewegungssteuerung, der Aufmerksamkeit, Reaktionsfähigkeit und Koordinationsfähigkeit. Deshalb funktionieren das Autofahren oder die Fähigkeit, mehrere Dinge gleichzeitig zu tun, und auch längeres Zuhören im hohen Alter nicht mehr so gut.

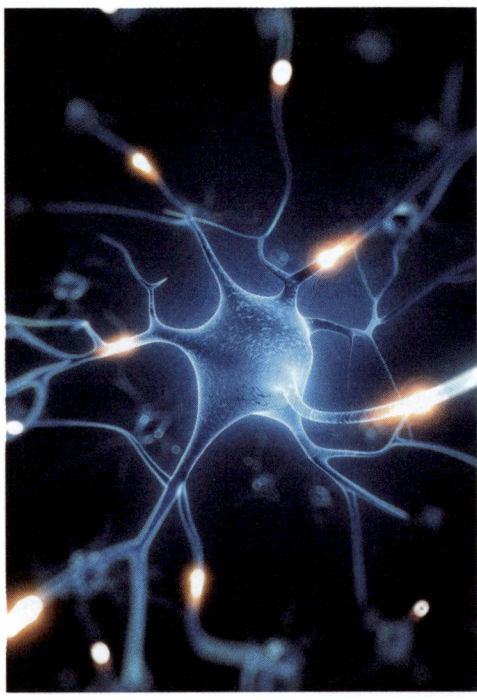

Geistige Fitness

US-amerikanische Studien zur geistigen Beweglichkeit im Alter kamen zu dem Ergebnis, dass schon bei 27-Jährigen das abstrakte Denkvermögen und die Verarbeitungsgeschwindigkeit nachlassen. Die Studienteilnehmer zwischen 20 und 60 Jahren mussten verschiedene Rätsel lösen, Gedächtnistests absolvieren oder abstrakte Muster in Buchstabenreihen erkennen. Das Gedächtnis war übrigens bereits ab dem Alter von 37 merklich geschwächt. Allerdings gab es auch Bereiche, die sich mit zunehmenden Jahren verbessert hatten, nämlich Wortschatz oder Allgemeinwissen.

Untersuchungsleiter Timothy Salthouse von der Universität Virginia fasst die Ergebnisse so zusammen: »Manche Arten der geistigen Flexibilität nehmen schon relativ früh im Erwachsenenalter ab. Aber die erworbenen Kenntnisse und die Effektivität, sie in die eigenen Fähigkeiten zu integrieren, können sich während des gesamten Erwachsenenalters steigern.«

Das vegetative Nervensystem (VNS) verändert sich: Das VNS regelt die »unbewussten« Prozesse im Körper wie Atmung, Schlaf, Verdauung, Stoffwechsel oder den Wasserhaushalt und ist eng an den Hormonhaushalt und damit an psychische Befindlichkeiten gekoppelt. Im Laufe des Alters kann es sich immer schlechter an (plötzliche) Veränderungen anpassen und reagiert immer langsamer auf Anforderungen von außen – etwa dass sich die Augen weniger schnell von hell auf dunkel oder umgekehrt einstellen können. Außerdem kommt es zu Schlaf- und Verdauungsstörungen, aber auch zu typischen Alterserscheinungen wie der schlechteren Aufnahme von Nährstoffen aus Lebensmitteln (Mangelerscheinungen), der Trägheit des Darms und der Rückbildung der Schleimhäute (trockene Augen oder trockener Mund).

Hormonbildende Drüsen verändern sich: Bis zu einem Alter von etwa 20 Jahren findet eine intensive Ausschüttung des Wachstumshormons IGF-1 statt. Das körpereigene Eiweiß (Polypeptid) wird in der Hirnanhangdrüse produziert und ist verantwortlich für den Aufbau der Muskulatur, der Knochen- und Knorpelstruktur, aber auch für die Leistungsfähigkeit des Immunsystems und für verschiedene Stoffwechselvorgänge wie Blutzuckerbildung oder Fettabbau. Im Laufe des Alters verringert sich die Ausschüttung dieses lebenswichtigen »Erneuerungshormons«. Ebenso drosselt die Nebennierenrinde die Produktion des DHEA (Dehydroepiandrosteron) – es ist die Vorstufe von Geschlechtshormonen und hat direkten Einfluss auf die Ausschüttung des männlichen Geschlechtshormons Testosteron und der weiblichen Geschlechtshormone Progesteron und Prolaktin. Bei Frauen stellen die Eierstöcke zudem die Produktion von Östrogen ein – sie kommen dann in die Wechseljahre. Das kann schon mit 35 oder erst mit 55 Jahren passieren und zwischen fünf Monaten und fünf Jahren dauern. Die sogenannte Menopause kann spurlos vorübereilen oder aber die betroffenen Frauen unter Hitzewallungen, Osteoporose, Schlaflosigkeit, Gelenkbeschwerden oder Depressionen leiden lassen. Auch Männer kommen in die Wechseljahre – die sogenannte Andropause. Der Testosteronspiegel nimmt nach dem Maximum mit 20 Jahren schleichend ab, jährlich um etwa 1 Prozent. Ab 45 Jahren machen sich ebenso Hitzewallungen, Osteoporose, nachlassende Libido, aber auch Schwindel und mangelnde Konzentration bemerkbar. Übrigens: Etwa 5 Prozent der 40-jährigen Männer sind impotent. Bei jedem Dritten über 65 Jahre ist Viagra die letzte Hoffnung.

Des Weiteren schüttet die Bauchspeicheldrüse weniger Insulin aus. Und weil dieses Hormon dafür zuständig ist, Zucker aus den Blutbahnen in die Zellen zu befördern, kann es bei verminderter Bildung von Insulin zu Altersdiabetes kommen. Auch die Schilddrüse neigt mit fortschreitendem Alter zur Unterfunktion, was zu niedrigem Puls, hohem Blutdruck und erhöhten Blutfettwerten führen kann.

Die für die Bildung des Schlafhormons Melatonin zuständige Zirbeldrüse (Epiphyse) ist ebenso betroffen: Sie reduziert ihre Produktion sogar schon bis zum Ende der Pubertät um rund 80 Prozent (Höchstmenge: im Alter von etwa drei Monaten). Die Folge: Man schläft schlechter. Damit nimmt nicht nur die Schlafqualität, sondern auch die Regenerationsfähigkeit des Menschen deutlich ab. Und weil in der Epiphyse auch unser Glücks- und Belohnungszentrum sitzt, erhöht sich aufgrund fehlender »Glücksboten« auch die individuelle Stressbelastung – man kann Situationen und Erlebnisse dann nicht mehr so positiv einschätzen wie in jungen Jahren. Tipps zur Steigerung der Lebensfreude finden Sie ab Seite 38.

Die Knochen verändern sich: Ab dem Alter von etwa 40 Jahren fangen die Knochen an, porös zu werden – die Knochensubstanz wird abgebaut. Das beginnt schon ab dem 30. Lebensjahr und beträgt pro Lebensjahr etwa 1 Prozent. Ist dieser Abbau krankhaft erhöht, kommt es allmählich zu Osteoporose. Davon betroffen sind vor allem Frauen, begünstigt durch den Östrogenverlust in der Menopause, aber auch Männern raubt der Hormonmangel die Knochenstabilität. Mit Sport kann vorgebeugt werden. Zum einen, weil der Muskelaufbau die Knochen entlastet, aber auch, weil sich Bewegung anregend auf den Knochenstoffwechsel auswirkt. Denn Knochen werden nur dann optimal ernährt, wenn man sie regelmäßig be- und entlastet. Bewegungstipps dazu ab Seite 145.

Die Gelenke verändern sich: Zum natürlichen Gelenkverschleiß kommt es vor allem aufgrund alltäglicher Belastung, aber auch durch Fehlbelastung, durch orthopädische Probleme, durch extreme körperliche Anstrengung oder durch intensiven Sport. Dabei wird die elastische Knorpelschicht zwischen den Knochen, die Stöße und Belastungen abfedert, geschädigt. Ist das der Fall, können sich diese Knorpel nicht mehr richtig generieren. Im Laufe des Älterwerdens trocknen die Knorpel aber auch zusehends aus und verlieren dadurch ihre Elastizität

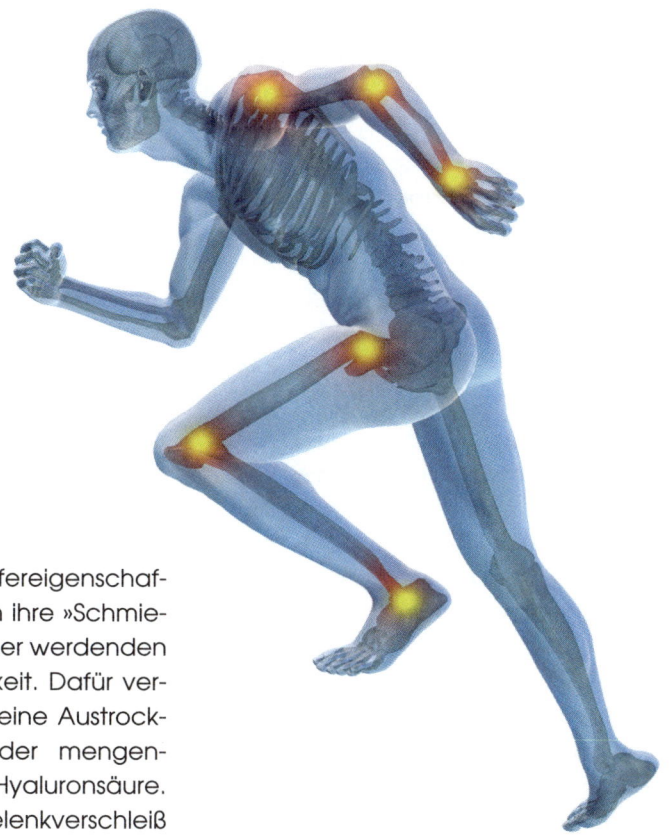

und damit ihre Stoßdämpfereigenschaften. Die Gelenke verlieren ihre »Schmierung« aufgrund der geringer werdenden Menge an Synovialflüssigkeit. Dafür verantwortlich ist der allgemeine Austrocknungsprozess aufgrund der mengenmäßig abnehmenden Hyaluronsäure. Früher traf einen dieser Gelenkverschleiß erst ab dem Alter von etwa 50 Jahren. Heute sind oft schon 18-Jährige betroffen. Das liegt daran, dass Übergewicht und dramatischer Bewegungsmangel bei Kindern und jungen Menschen inzwischen sehr verbreitet sind.

Bänder und Sehnen verändern sich: Bänder und Sehnen werden nicht über Blutgefäße versorgt und sind deshalb schwer zu ernähren. Das verstärkt sich im Laufe des Alters. Deshalb werden auch sie immer spröder und sind damit weniger leistungsfähig und mehr verletzungsanfällig.

Die Bandscheiben verändern sich: Diese knorpeligen Verbindungen zwischen den Wirbeln haben die Aufgabe, Stöße auf die Wirbelsäule abzufedern. Im Alternsgang schwindet dieser Schutzmechanismus. Denn aufgrund von Verschleiß (die Abnutzung der Wirbel beginnt bereits, sobald der Mensch aufrecht geht), Mangelernährung der Bandscheiben-Faserringe durch verschlechterte Durchblutung (etwa ab dem 40. Lebensjahr) und aufgrund des allgemeinen Austrocknungsprozesses verlieren die Bandscheibenknorpel ihre Geschmeidigkeit. Es kann dann zu Fehlhaltungen und Verschiebungen der Wirbel kommen – bevorzugt im Bereich der Hals- und Lendenwirbel. Wenn die Wirbel direkt auf die austretenden Nerven drücken, spricht man von einem Bandscheibenvorfall. Starke Schmerzen sind die Folge.

Die Muskulatur verändert sich: Sowohl die Skelett- als auch die Herzmuskulatur verliert mit der Zeit eine gewisse Masse an Muskelfasern. Im Alter bis 30 Jahre machen die Muskeln etwa 45 Prozent des Körpergewichts aus. Wer nicht trainiert, bei dem reduzieren sie sich im Laufe des Alterns auf 25 Prozent. Ab 30 Jahren verliert der Mensch – wenn er keine Gegenmaßnahmen ergreift – pro Jahrzehnt etwa drei Kilogramm Muskelmasse. Diese wird mehr und mehr ersetzt durch Fett und Bindegewebe. Dieser Anteil, gemessen am Körpergewicht, kann sich auch verdoppeln – mit entsprechend negativen Folgen wie Bluthochdruck, Diabetes, Unfruchtbarkeit, orthopädischen Problemen, Arthrose, Gicht, Gallensteinen oder Herzinfarkt. Außerdem geht damit eine allgemein schwindende körperliche Kraft von 35 bis 40 Prozent zwischen dem 20. und 80. Lebensjahr einher.

Gleichzeitig betrifft dieser Abbau von Muskelmasse auch die Herzmuskulatur, was zu einer Reduktion der Herzfrequenz führt. Das heißt, der Puls sinkt aufgrund einer verminderten Herzschlagrate.

Das Immunsystem verändert sich: Die Leistungsfähigkeit des Immunsystems lässt mit der Zeit nach – eine Immunschwäche (Immunseneszenz) entsteht. Das liegt daran, dass mit zunehmendem Alter von einigen Immunzellen immer weniger gebildet werden. Gleichzei-

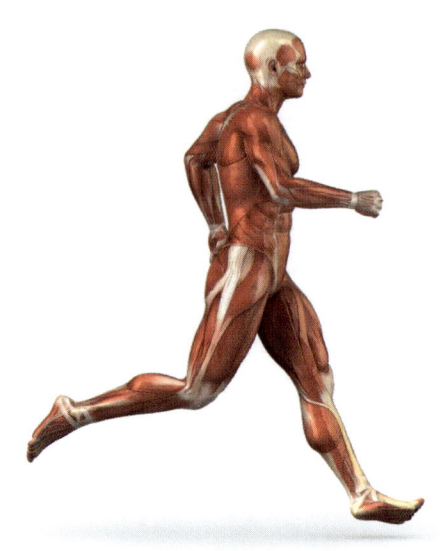

tig arbeiten die sogenannten Fresszellen (Makrophagen) weniger effektiv. Sie spielen jedoch eine wichtige Rolle bei der schnellen und direkten Abwehr des Körpers gegen Bakterien und tumorbildende Zellen. Deshalb neigen ältere Menschen dazu, für bakterielle und virale Infekte, aber auch für Autoimmunerkrankungen anfälliger zu sein. Auch Krebszellen können sich leichter vermehren.

Die Ursache für die zunehmende Immunschwäche liegt in der Rückbildung der Thymusdrüse, in der die für die Reifung der Immunzellen wichtigen Thymushormone gebildet werden. Diese Rückbildung beginnt bereits sehr früh, schon nach der Geschlechtsreife. Das bedeutet: Die Bedingungen für den Nachschub an den für die Abwehrleistung immens wichtigen T-Lymphozyten verschlechtern sich.

Aufgrund dieser mangelhaften Erneuerung der Immunzellen können chronische Erkrankungen und Tumore entstehen. Gemeint sind hier Erkrankungen des höheren Lebensalters ab 60 Jahren. Der Hauptanteil der Krebserkrankungen (70 Prozent) tritt entsprechend bei Menschen nach dem 60. Lebensjahr auf.

Das Leben und das Altern bejahen

Dass Altwerden nichts für Feiglinge ist, dürfte klar sein. Und dass zwar jeder alt werden möchte, doch keiner alt sein will, wird wohl auch auf die meisten zutreffen. Doch wenn man wie hier im Einzelnen derart deutlich aufgezeigt bekommt, wie sehr Körper und Geist im Laufe der Zeit nachlassen, ist das schon ganz schön schwer verdauliche Kost. Deshalb sei an dieser Stelle noch einmal betont, dass das Altern von Mensch zu Mensch sehr unterschiedlich verläuft. Das zeigt sich daran, dass das biologische Alter gleichaltriger Personen stark schwanken kann. Ein 40-Jähriger beispielsweise kann sich biologisch gesehen bis zu 15 Jahre jünger oder älter ausweisen – abhängig davon, wie er auf sich achtet oder geachtet hat. Ganz zu schweigen vom äußeren Eindruck. Während manche Menschen nicht nur älter aussehen, sondern auch älter wirken, als sie sind, hat man bei anderen den Eindruck, sie altern überhaupt nicht oder nur extrem langsam.

Konkret lässt sich das an verschiedenen Parametern messen. In einer entsprechenden Langzeiterhebung analysierten neuseeländische Forscher an über 1000 Menschen 18 sogenannte Biomarker. Zum Beispiel: Leberwerte, Immunsystem, Cholesterin, Herzfunktion, Zahngesundheit oder Zustand der Blutgefäße hinter den Augen (sie geben Aufschluss über den Zustand der Blutgefäße im Gehirn). Besonders aufschlussreich war auch die Untersuchung der Chromosomen-Enden, die sich im Alter verkürzen (siehe dazu auch Seite 14–15).

Aus aktuell ermittelten Werten berechneten die Forscher das jeweilige biologische Alter der Studienteilnehmer und verglichen es mit früheren Ergebnissen. Es zeigte sich, dass der Großteil tatsächlich alle zwölf Monate um ein biologisches Jahr gealtert war. Einige aber sind im gleichen Zeitraum messbar um drei Jahre gealtert, andere wiederum gar nicht; sie erwiesen sich im Vergleich zu ihren tatsächlichen Lebensjahren als jünger.

Kriterien für das biologische Alter

Anhand sogenannter Testbatterien quantifizieren Gerontologen das biologische Alter eines Menschen. Die Tests umfassen die Messung von

- Blutdruck,
- Vitalkapazität,
- Pulsfrequenz vor und nach Belastung,
- Sauerstoffgehalt des Bluts,
- Handkraft,
- Gelenkbeweglichkeit,
- Zustand der Zähne,
- Hör- und Sehvermögen.

Zudem werden psychische Parameter wie Reaktion, Konzentration, Koordination und Gedächtnis analysiert.

Dass sich das biologische Altwerden verlangsamen lässt, ist nach all den wenig erfreulichen Einblicken in den insgesamt unausweichlichen Alterungsprozess des menschlichen Körpers eine wirklich gute Nachricht. Verlangsamen lässt es sich allerdings »nur« bis ins hohe Alter von 85 Jahren – was danach geschieht, so die Gerontologen, ist eher genetisch bedingt. Doch bis dahin kann jeder durch seine individuelle Lebensweise Einfluss auf den Alternsgang und damit auf sein biologisches Alter nehmen. Sie können Ihr individuelles Altern also durch einen ungesunden Lebensstil beschleunigen oder aber mit einem aktiven und förderlichen Lebensstil verlangsamen. Wie das geht, erfahren Sie nach dem Alterstest ab Seite 36.

Eine weitere gute Nachricht zum Thema Älterwerden ergibt sich aus der Studie einer Berliner Forschungsgemeinschaft: »Das Alter wird jünger. Die heute 75-Jährigen sind im Durchschnitt geistig erheblich fitter als die 75-Jährigen vor 20 Jahren. Zugleich zeichnet sich die Generation der heute 75-Jährigen durch höheres Wohlbefinden aus und ist insgesamt zufriedener mit ihrem Leben.« Dazu tragen, so vermuten die Forscher, auch die bessere körperliche Fitness und die damit verbundene höhere Selbstständigkeit im Alter bei. Der Psychologe Prof. Ernst Pöppel ergänzt: »Die beste Therapie ist, aktiv zu bleiben und jeden Tag zu üben. Wer sein Geschick in die Hand nimmt und sich nicht gehen lässt, für den ist das Alter keine Bürde, sondern ein Vorteil. Denn dann haben ältere Menschen eine ganze Lebensphase vor sich, in der sie fit und zufrieden sind, aber nicht mehr arbeiten müssen.«

Was genau es bedeutet, das Geschick in die eigene Hand zu nehmen, erfahren Sie im Folgenden anhand konkreter Handlungsempfehlungen für die Bereiche Lebenseinstellung, Ernährung, Bewegung und Lebensweise. Doch vorher stelle ich Ihnen, liebe Leserin und lieber Leser, die spannende Frage: Wo stehen Sie heute? Wie hoch ist Ihr tatsächliches biologisches Alter im Vergleich zu Ihrem chronologischen? Sind Sie biologisch jünger, als Ihr Geburtsschein es vorgibt, oder älter? Damit Sie diese Frage beantworten können, habe ich einen Test erarbeitet, der Ihnen aussagekräftige Daten zu Ihrer individuellen Verfassung geben kann.

Test: Wie alt sind Sie wirklich?

Der Test »Wie alt sind Sie wirklich?« ist eine Art Gesundheits-TÜV, der eventuelle Schwachpunkte in Ihrer Lebensweise aufdeckt. Sollten Sie gut im Test abschneiden, bedeutet das, dass Sie von Ihrem tatsächlichen Alter ein paar Jahre abziehen können. Dies entnehmen Sie einem einfachen Rechenschlüssel, den Sie am Ende des Tests finden. Biologisch gesehen, sind Sie dann jünger. Fällt das Testergebnis schlechter aus, müssen Sie die errechnete Zeitspanne zu Ihrem tatsächlichen Alter dazuzählen.

Wie alt sind Sie wirklich?

1. Was entspricht Ihrer Ernährungsweise am ehesten?

A	Ich ernähre mich fast ausschließlich von vegetarischer Kost. Das heißt reichlich Obst und Gemüse, Pflanzenöle, Fisch, fettarme Milchprodukte, kaum oder gar kein Fleisch und wenig Süßes.	+ 8	
B	Fleisch, Wurst und Milchprodukte kommen bei mir fast täglich auf den Tisch. Ansonsten alles, was schmeckt. Gerichte aus frischen Zutaten kommen eher zu kurz.		- 8
C	Ich versuche so oft es geht, Obst, Gemüse und Fisch auf meinem Speiseplan zu haben. Vielleicht zweimal pro Woche gibt es mageres Fleisch, wie etwa Geflügel.	+ 4	
D	Ich brauche immer mal wieder zwischendurch etwas Süßes oder einen Softdrink, sonst fühle ich mich nicht wohl.		- 4

2. In welchem Essverhalten finden Sie sich am ehesten wieder?

A	Ich bin ein Gewohnheitsmensch und esse möglichst zwei- bis dreimal täglich, also morgens, mittags und abends.	+ 6	
B	Ich frühstücke nicht regelmäßig und esse öfter einmal eine Kleinigkeit zwischendurch.		- 6
C	Ich habe unter der Woche kaum Zeit, um mich vernünftig zu ernähren.		- 4
D	Ich lasse das Abendessen auch mal ausfallen, wenn ich über die Stränge geschlagen habe.	+ 2	

3. Wie sieht es mit Ihrem Flüssigkeitshaushalt aus?

A	Ich trinke ausreichend Wasser (mindestens 1,5 Liter), grünen Tee oder Kräutertee.	+ 6	
B	Ich nehme oft zu wenig Flüssigkeit zu mir.	0	
C	Wahrscheinlich trinke ich zu wenig Wasser. Wenn ich Durst habe, greife ich auch mal zu Softdrinks, Saft oder einer Tasse Kaffee.		- 6

	4. Haben Sie nach einer Diät schon mit dem Jo-Jo-Effekt Bekanntschaft gemacht?		
A	Ja, leider schon öfter.		- 6
B	Nein.	+ 4	
C	Ich habe noch nie eine Diät machen müssen.	+ 2	

	5. Messen Sie bitte Ihren Bauchumfang. Liegt er		
	(wenn Sie ein Mann sind) bei:		
A	unter 94 cm	+ 10	
B	zwischen 94 bis 102 cm	+ 6	
C	über 102 cm		- 10
	(wenn Sie eine Frau sind) bei:		
A	unter 80 cm	+ 10	
B	zwischen 80 bis 88 cm	+ 6	
C	über 88 cm		- 10

	6. Rauchen Sie?		
A	Oder: Ich habe vor über zehn Jahren aufgehört.	+ 3	
B	Ja, selten oder weniger als fünf Zigaretten am Tag.		- 1
C	Ja, mehr als fünf Zigaretten am Tag.		- 3
D	Ja, mehr als zehn Zigaretten am Tag		- 14

	7. Wie leicht fällt es Ihnen, auf Ihr abendliches Glas Bier oder Wein zu verzichten?		
A	Ich trinke abends gelegentlich einmal ein Glas Rotwein. Andere alkoholische Getränke nehme ich so gut wie nie zu mir.	+ 3	
B	Ich trinke unter der Woche überhaupt nichts. Dafür bin ich am Wochenende so frei, zwei, drei Gläser Wein oder Bier zu trinken, wenn mir danach ist.	+ 1	
C	Das ist mein Entspannungsritual, auf das ich nicht verzichten möchte.		- 6

	8. Greifen Sie häufig zu Medikamenten (Schmerzmittel, Antibiotika o. ä.)?		
A	Ja, sobald es mir nicht so gut geht oder ich Kopfschmerzen habe. Das ist mindestens einmal pro Monat der Fall.		- 4
B	Nur, wenn meine Beschwerden nach drei Tagen noch nicht abgeklungen sind, und dann höchstens zweimal pro Jahr.	0	
C	Nein, ich setze auf einen gesunden Lebensstil und/oder alternative Heilmethoden.	+ 4	

	9. Wie sehr beten Sie die Sonne an?		
A	Ich finde mich attraktiver, wenn ich schön braun bin. Zum Glück brauche ich keinen Sonnenschutz.		- 4
B	Ich geh gerne in die Sonne, meide aber zu intensive Sonneneinstrahlung und verwende Sonnenschutzmittel.	+ 2	
C	Ich gehe selten oder überhaupt nicht an die Sonne.		- 2

	10. Wie gut schlafen Sie?		
A	Ich gehe fast jeden Abend gegen 23 Uhr ins Bett und schlafe mindestens acht Stunden tief und ungestört.	+ 4	
B	Ich habe berufsbedingt einen sehr wechselhaften Rhythmus und schlafe oft tagsüber.		- 4
C	Ich neige zu Schlafstörungen.		- 6

11. Inwiefern trifft die folgende Aussage auf Sie zu: Ich bin ein optimistischer Mensch und lasse mich nicht so leicht aus der Ruhe bringen.			
A	Ich kann dem Leben jeden Tag schöne Seiten abgewinnen.	+ 4	
B	Manchmal fällt es mir schwer, das Glas als halb voll und nicht als halb leer zu betrachten.	0	
C	Ich empfinde mein Leben eher als anstrengend und belastend.		- 6

12. Ich nehme mir regelmäßige Entspannungszeiten mit Meditation, Yoga, Sport, Musikhören, Treffen mit Freunden o. ä., auch wenn ich viel um die Ohren habe.			
A	Mindestens fünfmal die Woche.	+ 6	
B	Ein- bis zweimal die Woche.	0	
C	Dazu habe ich zu viel zu tun.		- 6

13. Wie steht es allgemein um Ihre Work-Life-Balance?			
A	Ich nehme mir häufig Arbeit mit nach Hause und arbeite auch mal abends oder am Wochenende.		- 4
B	Meine Freizeit ist absolut wichtig, und ich habe jede Woche feste Zeiten, die nur für mich reserviert sind.	+ 4	

14. Haben Sie bei Ärger oder Frust gute Freunde oder verständnisvolle Kollegen, die Ihnen zur Seite stehen?			
A	Ja, auf jeden Fall.	+ 4	
B	Nein. Aber ich komme im Zweifelsfall auch allein klar.		- 4

15. Wie gehen Sie mit negativen Gefühlen um?

A	Ich streite mich nicht gern und versuche, Konflikte möglichst zu vermeiden. Allerdings kann es dann schon passieren, dass Ärger und Frust in mir weiterrumoren.		- 4
B	Emotionalität und auch gelegentlich mal ein Wutausbruch sind wichtig, um Dampf abzulassen. Ich halte nichts davon, den eigenen Ärger zu unterdrücken.		- 2
C	Wenn ich mal Ärger mit einem anderen habe, versuche ich, den aus dem Weg zu räumen. Man kann ja über alles reden.	+ 4	

16. Wie steht es um Ihre seelische Power?

A	Ich bin ein rundum ausgeglichener Mensch, lebe im Hier und Jetzt und blicke positiv nach vorn.	+ 4	
B	Es gibt Phasen, in denen ich mich ziemlich ausgebrannt fühle. In der Regel schaffe ich es aber, mich wieder aufzuraffen und weiterzumachen.		- 2
C	Ich habe immer mal wieder Phasen von Niedergeschlagenheit oder Depressionen, in denen es mir an Lebensmut fehlt.		- 6

17. Wie gestaltet sich Ihre aktuelle Lebenssituation?

A	Ich lebe seit mehr als drei Jahren allein.		- 4
B	Ich lebe in einer festen Partnerschaft.	+ 2	
C	Ich habe Familie und Kinder.	+ 4	

18. Mussten Sie in den letzten zwei Jahren mit Umbrüchen und traurigen Ereignissen fertig werden (Scheidung, Todesfall, finanzielle Probleme, Angst um den Arbeitsplatz, schwere Erkrankung)?

A	Ja.		- 2
B	Nein, glücklicherweise nicht.	+ 2	

	19. Haben Sie ein zufriedenstellendes Sexualleben?		
A	Ja, sehr.	+ 4	
B	Es geht so.	0	
C	Eher nicht.		- 4
	20. Was tun Sie für Ihre grauen Zellen?		
A	Ich habe einen Beruf, der viel Kreativität und Flexibilität verlangt.	+ 3	
B	Ich habe ein kreatives Hobby (Musizieren, Lesen, Handwerk, Gartenarbeit, ein Volkshochschulkurs, eine Fremdsprache, Besuch von Ausstellungen, Konzerte etc.).	+ 2	
C	Wenn ich etwas Zeit habe, lege ich mich zwischendurch einmal hin und ruhe mich aus.	+ 1	
D	In meiner Freizeit sehe ich am liebsten fern.		- 5
	21. Sind Sie mit Ihren täglichen Aufgaben bzw. mit Ihrem Beruf zufrieden?		
A	Ja, voll und ganz.	+ 5	
B	Nicht so ganz. Manchmal wünsche ich mir ein anderes Leben.		- 2
C	Ich halte es oft fast nicht mehr aus.		- 6
	22. Wie alt wurden Ihre Großeltern?		
A	Alle über 75 Jahre	+ 6	
B	Zwei über 75 Jahre	+ 2	
C	Alle unter 75 Jahre		- 4

23. Traten in Ihrer direkten Verwandtschaft Herz-Kreislauf-Erkrankungen, starkes Übergewicht, Typ-2-Diabetes, Krebs oder andere schwere chronische Erkrankungen auf?

A	Ja.		- 4
B	Nein.	+ 2	

24. Welches Verhältnis haben Sie zu Ihrer Gesundheit?

A	Ich achte auf meine Gesundheit, lebe ziemlich ausgewogen und gehe regelmäßig zu allen notwendigen Vorsorgeuntersuchungen.	+ 5	
B	Wenn ich krank bin, sorge ich für eine Auszeit und eine gute ärztliche Betreuung.	+ 1	
C	Ich war noch nie/selten bei einem Gesundheitscheck bzw. bei einer Vorsorgeuntersuchung.	0	
D	Ich könnte schon etwas gesünder leben, aber was soll schon groß passieren?		- 5

25. Wie oft pro Woche führen Sie mindestens 30 bis 45 Minuten lang ein moderates Ausdauertraining durch (z.B. zügiges Spazierengehen, Radfahren, Schwimmen, Nordic Walking, Jogging etc.)?

A	Drei- bis viermal in der Woche	+ 6	
B	Ein- bis zweimal pro Woche	+ 3	
C	Gar nicht.		- 8

26. Wie kräftig sind Sie?

A	Ich trainiere zwei- bis dreimal die Woche.	+ 4	
B	Hin und wieder mache ich mal Sit-ups oder eine Übung aus einem Fitnessmagazin. Aber ehrlich gesagt hat sich da noch nicht viel getan.	0	
C	Gezieltes Muskeltraining habe ich in den letzten Jahren nicht bzw. noch nie durchgeführt.		- 8

27. Messen Sie Ihren Ruhepuls morgens nach dem Aufstehen. Umfassen Sie mit Daumen und Zeigefinger Ihr Handgelenk. Mit dem Daumen spüren Sie Ihre Herzfrequenz. Zählen Sie eine Minute lang mit. Wie lautet Ihr Ergebnis?				
A	Mein Herz schlägt bis zu 50-mal pro Minute.		+ 4	
B	Mein Herz schlägt zwischen 50- und 70-mal pro Minute.		0	
C	Mein Herz schlägt häufiger als 70-mal pro Minute.			- 4
28. Führen Sie folgenden Ausdauertest durch. Dafür brauchen Sie zwei Treppenstufen. Steigen Sie jetzt drei Minuten lang Treppen: 90-mal auf und ab, immer rechts und links im Wechsel. Danach messen Sie sofort Ihren Belastungspuls und ziehen von diesem Wert Ihren Ruhepuls (s.o.) ab. Die Differenz von Belastungspuls minus Ruhepuls ergibt einen Wert von ...				
A	... unter 60		+ 8	
B	... zwischen 60 und 70		0	
C	... über 70			- 8
29. Versuchen Sie jetzt, Ihre Fingerspitzen hinter dem Rücken zusammenzuführen. Dazu legen Sie eine Hand von oben zwischen Ihre Schulterblätter und nähern Ihre andere Hand von unten an. Berühren sich Ihre Finger?				
A	Nein, zwischen den Fingern bleibt eine Lücke.			- 4
B	Ja, die Fingerspitzen berühren sich.		+ 2	
C	Ja, ich kann die Finger sogar übereinander legen.		+4	
Summe linke Spalte / Summe rechte Spalte				
Gesamtpunktzahl: Pluspunkte minus Minuspunkte				

Zählen Sie bitte alle Punkte zusammen: In der linken Spalte bilden Sie die Summe der Pluspunkte, in der rechten Spalte die Summe der Minuspunkte. Ziehen Sie dann die Minuspunkte von den Pluspunkten ab – dann haben Sie Ihre Gesamtpunktzahl. Teilen Sie diese durch Ihren Altersdivisor – er ist abhängig von Ihrem Alter (siehe Tabelle unten)

Altersgruppe	Altersdivisor
Sie sind unter 30 oder 30 Jahre alt.	5
Sie sind 31 bis 40 Jahre alt.	6
Sie sind 41 bis 50 Jahre alt.	7
Sie sind 51 bis 60 Jahre alt.	9
Sie sind älter als 60 Jahre.	11

Daraus ergibt sich die Differenz an Jahren zwischen Ihrem biologischen und Ihrem chronologischen Alter. Wenn Sie ein positives Ergebnis haben, dürfen Sie sich die Zahl von Ihrem chronologischen Lebensalter abziehen. Herzlichen Glückwunsch, Sie sind jünger! Ist Ihr Ergebnis negativ, müssen Sie die Zahl zu Ihrem Lebensalter dazurechnen. Leider sind Sie biologisch älter – es ist an der Zeit, dass Sie etwas für sich tun! Lassen Sie sich davon aber nicht entmutigen. Es ist gar nicht so schwer, an ein paar Stellschrauben des Lebensstils zu drehen. Sie müssen ja nicht gleich alles perfekt hinkriegen.

Widmen Sie sich am besten erst einmal den »Baustellen«, die gemäß Test besonders negativ waren. Ist es bei Ihnen möglicherweise die Lebenseinstellung? Stehen Sie vielleicht Ihrem Glück selbst im Weg und machen sich das Leben schwerer als notwendig? Woran das im Einzelnen liegen könnte, kann Ihnen der Oxford-Glückstest auf Seite 52 aufzeigen. Im Anschluss daran finden Sie wertvolle Tipps, um Ihrer bisherigen persönlichen Sicht auf die Dinge ein paar neue Aspekte hinzuzufügen und damit zu mehr Zufriedenheit zu gelangen.

Oder liegt es an zu viel negativem Stress, dem Sie tagtäglich ausgesetzt sind? Dann erfahren Sie, wodurch Ihre psychische Belastung vor allem zustande kommt und anschließend, was Sie dagegen tun können. Mit den gegebenen Hilfestellungen wird es Ihnen sicher gelingen, den Herausforderungen in Ihrem Leben gelassener zu begegnen.

Und wie steht es bei Ihnen mit genügend Zeit für Entspannung und erholsamen Schlaf? Auf keinen Fall dürfen Sie den

Einfluss einer optimalen Regeneration auf das Altern unterschätzen. Der Körper braucht einen guten Schlaf, um sich ausreichend zu erholen und zu regenerieren. Nur dann kann er am nächsten Tag wieder alle Funktionen – insbesondere die Immunabwehr – reibungslos ausführen. Falls Sie also im Bereich Schlaf deutliche Defizite haben, erfahren Sie im Test auf Seite 84, welcher Schlaftyp Sie sind. Im Anschluss gibt es darauf abgestimmte Empfehlungen für Ihre Schlafhygiene, die Ihnen dabei helfen werden, einen guten Schlaf zu finden.

Neu erforscht: (Lebens-) Risikofaktor Sitzen

Um das Kapitel der Alternsforschung abzuschließen: Neu als Risikofaktor ausgemacht hat die Forschung das zu lange »Sitzen«. Aus aktueller wissenschaftlicher Sicht lässt anhaltender Bewegungsmangel Ihren Körper mit am deutlichsten altern. Diesen Mangel angemessen auszugleichen, schafft die höchste Verjüngungsrate!

Hierbei haben Altersforscher vor allem die »Immobilisiertheit« durch das inzwischen extrem verbreitete Dauersitzen kritisch im Auge. Sie gehen sogar so weit zu sagen: »Sitzen ist der neue Top-Risikofaktor für frühzeitiges Altern.« Die Gründe sind naheliegend. Erwachsene verbringen hierzulande mittlerweile bis zu 50 bis 60 Prozent des Tages im Sitzen. Wir sitzen beim Frühstück, auf dem Weg zur Arbeit, im Büro, beim Mittagessen, auf dem Nachhauseweg und abends vor dem Fernseher oder Computer oder mit Freunden im Restaurant. Wir sitzen und

sitzen – und je länger wir tagtäglich sitzen, desto stärker steigt die Gefahr, dass unser Herz, der Kreislauf und der Insulinstoffwechsel Schaden nehmen.

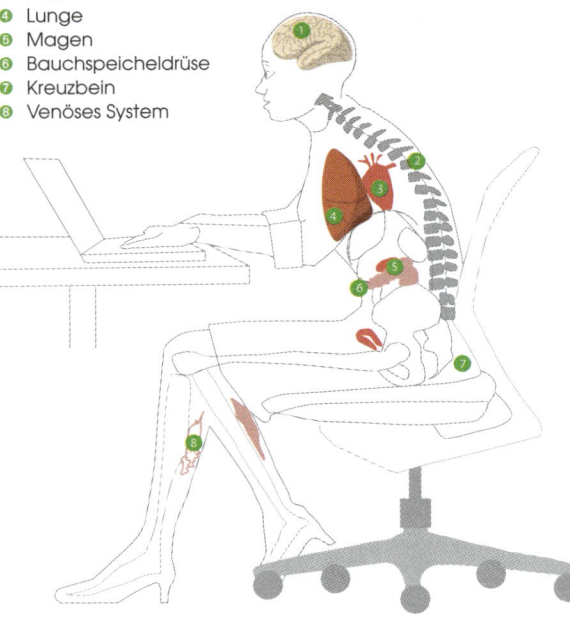

1. Gehirn
2. Wirbelsäule
3. Herz
4. Lunge
5. Magen
6. Bauchspeicheldrüse
7. Kreuzbein
8. Venöses System

Herzerkrankungen, Diabetes und Krebs können die Folge sein. Aktuelle Studien belegen, dass Menschen, die den größten Teil des Tages sitzend verbringen, signifikant öfter an Lungen-, Darm- oder Gebärmutterkrebs erkranken.

»Bewegungsmangel und eine vorwiegend sitzende Lebensweise sind die Hauptursachen für Typ-2-Diabetes, für kardiovaskuläre Ereignisse und einen frühzeitigen Tod.«

Prof. Dr. Ulrike Korsten-Reck

Sollten Sie zu dieser gefährdeten Gruppe der »Dauersitzer« gehören und nun einwenden: »Ich treibe zum Ausgleich mehrmals die Woche Sport«, dann muss ich Ihnen leider sagen: Das macht keinen Unterschied! Die Studienergebnisse sind diesbezüglich eindeutig. Das Gesundheitsrisiko bleibt gleich – trotz regelmäßiger Bewegungseinheiten morgens oder abends. Allein das Sitzen über viele Stunden hinweg ist entscheidend, denn das verursacht sowohl metabolische als auch hormonelle Veränderungen im Körper. Sie verstärken sich umso mehr, je länger man sitzt. Sie können die genannten Krankheiten hervorrufen und in der Folge die Lebenserwartung senken.

Eine australische Studie untersuchte die Sterberate von Dauersitzern speziell vor dem Fernseher. Sie kam zu dem Ergebnis, dass Menschen, die über sechs Stunden täglich fernsehen, fast fünf Jahre früher sterben als jene, die nie fernsehen. Eine andere Untersuchung aus den USA zeigt: Dauersitzer mit vier und mehr Stunden vor der Glotze haben ein um 125 Prozent erhöhtes Risiko für Herzerkrankungen gegenüber den Menschen, die zwei oder weniger Stunden vor dem Gerät sitzen.

Wie lässt sich gegensteuern? Natürlich heißt die Lösung Bewegung, was sonst? Um die schädlichen Einflüsse des Dauersitzens zu kompensieren, hilft nämlich nur eins: Aufstehen! Immer wieder für ein paar Minuten, spätestens nach einer Stunde. Nutzen Sie die TV-Werbepausen, um sich zu bewegen. Im Büro können Sie das Sitzen unterbrechen, indem Sie beispielsweise beim Telefonieren auf und ab gehen oder Ihre Kollegen auch mal persönlich besuchen anstatt ihnen eine E-Mail zu schicken. Auch gesund: Machen Sie in der Mittagspause einen Spaziergang. Es ist egal, was Sie tun vor dem Fernseher oder am Schreibtisch, das Entscheidende sind die Abwechslung und die Nutzung aller durch das Sitzen in Mitleidenschaft gezogenen Körperteile wie Bandscheiben, Muskeln, Gelenke, Herz, Lunge oder Bauchspeicheldrüse.

Jetzt kennen Sie also geeignete Stellschrauben, an denen Sie drehen können, um Ihr biologisches Alter zu senken. Details und konkrete Verhaltenstipps dazu finden Sie in den folgenden Kapiteln.

Nichts geht jedoch über die wahren »Joker«, wenn Verjüngung, Leistungsfähigkeit und Gesundheit die Ziele sind: moderater Sport mit Training für Ausdauer und Kraft sowie eine gesunde, abwehrstärkende Ernährung. Daran kommen Sie auf keinen Fall vorbei, wenn Sie Ihr biologisches Alter merklich senken möchten und Ihr Körper ein gesunder Tempel werden soll, der Ihrem Geist und Ihrer Seele erlaubt, fit zu altern.

Aus diesem Grund habe ich ein geeignetes Trainingsprogramm für Geübte und ebenso für Ungeübte ausgearbeitet, das Ihnen ermöglicht, Kraft und Ausdauer gleichermaßen zu erlangen (ab Seite 45). Dazu passt ein Ernährungskonzept, das sowohl der Gewichtsreduktion dient als auch optimalen Schutz für den Organismus bietet.

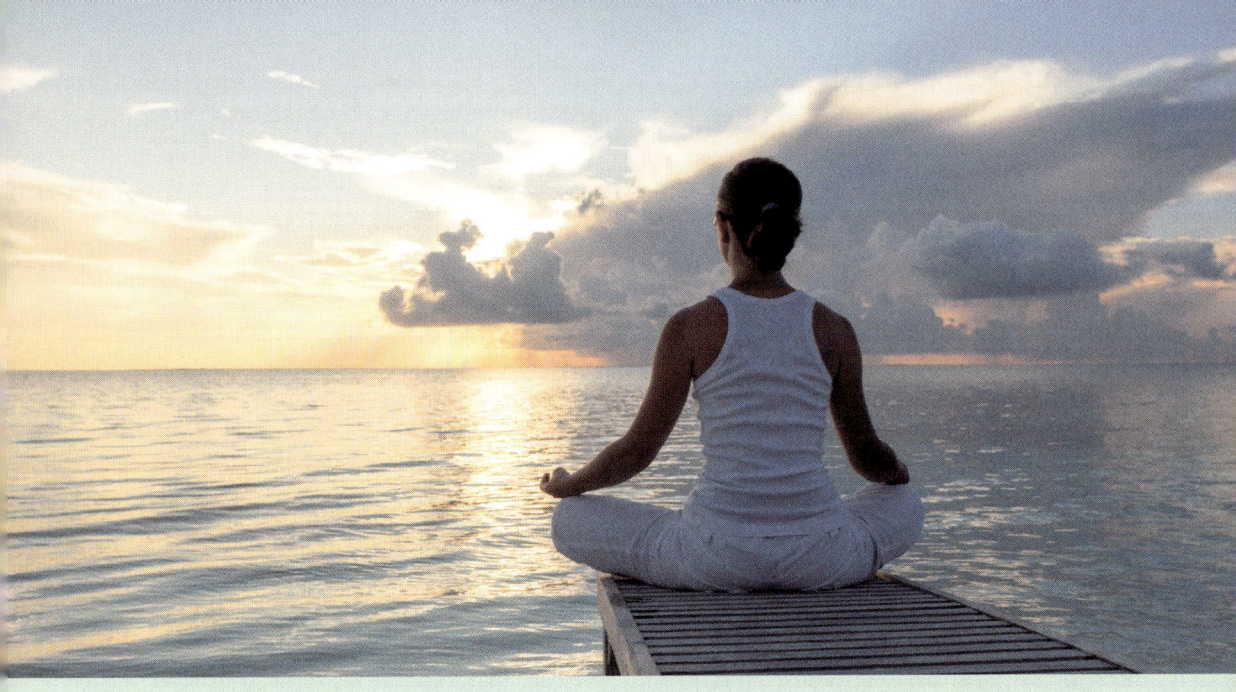

WAS IST GLÜCK? UND WAS HAT DIE LEBENSEINSTELLUNG MIT DEM ALTERN ZU TUN?

Um die Frage gleich vorweg zu beantworten: Zufriedenheit verlängert das Leben! Und zwar um bis zu zehn Jahre! Ob es einen Zusammenhang gibt zwischen Glück, Gesundheit und Lebenserwartung, war schon mehrfach Gegenstand von Untersuchungen der Glücksforschung. Das Ergebnis ist eindeutig: Eine hohe Lebenszufriedenheit und damit verbunden viele angenehme Gefühle und positive Befindlichkeiten tragen erheblich zu einer guten Gesundheit und damit zu einem längeren Leben bei. Der niederländische Glücksforscher Ruut Veenhoven beispielsweise untersuchte 2008 in einer Metaanalyse den Lebensverlängerungseffekt von Glück. Dabei stellte er unter anderem einen Vergleich zwischen der Wirkung des Glücks und der Wirkung des Rauchens auf die Lebenserwartung an. Demnach »leben glückliche Menschen sieben bis zehn Jahre länger als unglückliche«. Der Gewinn an Lebensjahren bei den glücklichen Menschen ist dabei genauso hoch wie der Gewinn an Lebensjahren bei den Nichtrauchern im Vergleich zu Rauchern. – Erstaunlich!

Doch was genau ist Glück? Eine eindeutige Erklärung ist schwierig und eigentlich gar nicht möglich. Denn Glück wird von jedem anders wahrgenommen. Wissenschaftlich betrachtet geht es um das subjektive Wohlbefinden. Die meisten Menschen würden sagen, sie sind glücklich, wenn sie grundsätzlich eine hohe Lebenszufriedenheit empfinden –

mit vielen angenehmen Emotionen wie erlebter Freude und positiven Stimmungen. Dann könnte man ganz allgemein von einem gelungenen Leben sprechen.

Wie aber gelingt das Leben? Was macht ein gelungenes Leben im Einzelnen aus? Kann man von einem erfolgreichen Dasein sprechen, wenn man zwar körperlich, geistig und psychisch einigermaßen gesund, aber eher einsam und verbittert über 90 Jahre alt wird – also besonders lange lebt? Oder ist ein kürzeres, aber dafür umso erfüllteres und zufriedenes 40- bis 50-jähriges Leben eher erstrebenswert? Die Antwort ist einfach: Wir alle wünschen uns natürlich ein langes *und* erfülltes Leben. Nicht wahr?

Jeder Mensch strebt nach Glück und Zufriedenheit. Doch wie sieht es mit der Erfolgsquote dieser Bestrebung aus? Sind Sie glücklich? Sind Sie zufrieden? Würden Sie Ihr Leben bisher als erfüllt bezeichnen? Wenn ja, warum? Wenn nicht, weshalb nicht? Können Sie Umstände, Kriterien und Faktoren benennen, die für Ihr glückliches, zufriedenes oder Ihr unglückliches, unzufriedenes Lebensgefühl verantwortlich sind? Was bedeutet Glück überhaupt für Sie? Ist Glück gleich Zufriedenheit?

Schwierige Fragen, die es wert sind, ernst genommen zu werden. Fragen, die es wert sind, dass Sie eine ganz individuelle und persönliche Antwort darauf finden – schließlich ist jedes Leben anders. Denn nicht nur wirkt sich Ihr (unverkrampftes) Streben nach mehr Glück und Zufriedenheit naturgemäß sehr positiv auf Ihre Lebensqualität aus. Vielmehr kann wie erwähnt eine positive Lebenseinstellung massiven Einfluss auf Ihre Lebenserwartung haben und darauf, wie gesund und fit Sie beim Älterwerden bleiben – also vor allem auf die Qualität Ihrer Jahre. Das heißt: Sie haben es zu einem erheblichen Teil selbst in der Hand, dass Ihr Leben gelingt. Wie? Dieser Frage wollen wir hier näher auf den Grund gehen.

Jeder Mensch empfindet etwas anderes als Glück und jeder braucht unterschiedliche Lebensumstände, um zufrieden zu sein. Deshalb empfehle ich: Formulieren Sie für sich selbst ein paar Lebensregeln; erarbeiten Sie sich quasi einen eigenen Plan. Im Folgenden finden Sie Anregungen dafür. Ich bin der Meinung, dass kein Zweifel an der Notwendigkeit für einen »Glücks- bzw. Zufriedenheitsplan« besteht, denn immer mehr Menschen leben nicht so, wie es für sie am besten wäre. Das belegen die unzähligen Kranken, Ausgebrannten, Gestressten und Selbstmordgefährdeten, die unsere Gesellschaft aktuell und schon seit Längerem hervorbringt. Zum Teil sind äußere Umstände für die als unerträglich empfundenen Belastungen verantwortlich. Denn der Druck im Beruf, aber auch in Familie und sogar in der Freizeit nimmt stetig zu. Und dieses Gefühl, die Kontrolle über das eigene Leben zu verlieren und nicht Herr der Lage zu sein, bedeutet massiven negativen Stress – für Körper und Seele gleichermaßen.

Doch häufig lässt sich an äußeren Umständen nicht ohne Weiteres so viel ändern, dass der Druck deutlich nachlässt. Vor allem, wenn nicht nur die Erwartung der anderen – Partner, Kinder, Kollegen,

Vorgesetzte, Freunde -, sondern auch die an sich selbst, auf keinen Fall nachlassen zu dürfen und immer mehr zu leisten, so groß sind, dass es keinen Ausweg zu geben scheint.

Doch, den gibt es. Er führt über die eigene Lebenseinstellung – also die Einstellung zu den Mitmenschen, den Aufgaben, den Dingen, den Situationen und vor allem zu sich selbst. Darauf haben wir direkten Einfluss. Hier können wir konkret eingreifen und etwas verändern. Das meiste andere liegt selten in unserer Macht. Allerdings heißt das nicht, dass es einfach ist, eine eher sorgenvolle, bedrückende oder gar negative Sicht in eine positive und freudvolle Sicht aufs Leben umzuprogrammieren. Doch wer den festen Vorsatz hat, aktiv daran zu arbeiten, sein biologisches Alter zu senken und damit seine Lebenserwartung zu verlängern, kommt an dieser Stellschraube nicht vorbei.

Was ist denn nun gemeint, wenn wir von »unserer Lebenseinstellung« sprechen? Wodurch ist sie geprägt? Wovon hängt sie ab? Wie lässt sie sich beeinflussen? Kennen Sie Ihre Lebenseinstellung überhaupt? Wenn nein, wie können Sie sich diese bewusst machen? Die individuelle Lebenseinstellung des Einzelnen drückt quasi aus, wie er die Welt sieht und was ihm im Leben wichtig ist.

Grundbedürfnisse und Lebensmotive

Um eine handfeste Grundlage für diese Selbstanalyse zu bekommen, werfen wir zunächst einen Blick auf die Grundbedürfnisse des Homo sapiens. Denn um zu wissen, in welche Richtung unser Streben geht und gehen sollte, ist es wichtig, die eigenen (Grund-)Bedürfnisse zu kennen und zu wissen, wo es diesbezüglich Defizite, also Handlungsbedarf geben könnte.

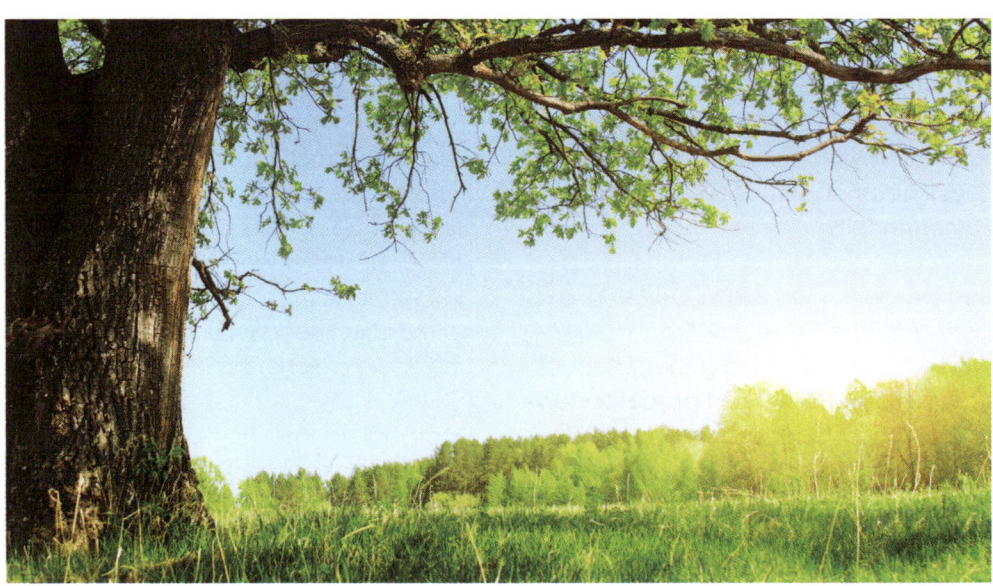

Für den chilenischen Wirtschaftswissenschaftler Manfred Max-Neef ist die Lebensqualität jedes Einzelnen von den Möglichkeiten abhängig, seine Grundbedürfnisse zu befriedigen. Erst dann ist sozusagen die Voraussetzung gegeben, glücklich und zufrieden sein zu können. Er geht von neun Grundbedürfnissen des Menschen aus:

1. **Lebenserhaltung:** Dazu gehören körperliche und geistige Gesundheit, Nahrung, Obdach, Arbeit, Fortpflanzung, Entspannung, inneres Gleichgewicht, ein angenehmes Lebensumfeld.

2. **Schutz/Sicherheit:** Dazu gehören Geborgenheit, Fürsorge und Solidarität, Selbstständigkeit, soziale Sicherheit, Absicherung (z. B. Versicherungen, Rechte, Gesetze), Kooperation mit anderen.

3. **Zuneigung/Liebe:** Dazu gehören Selbstachtung, Solidarität, Respekt, Toleranz, Familie, Partnerschaft, Freundschaft, Liebe, das Sich-Kümmern um andere, der Ausdruck von Gefühlen, Sinnlichkeit, Humor, Wertschätzung.

4. **Verständnis:** Dazu gehören kritisches Bewusstsein, Aufnahmefähigkeit, Neugierde, Vernunft, Lesen, Lernen, Forschen, Nachdenken.

5. **Teilnahme:** Dazu gehören Anpassungsfähigkeit, Solidarität, Überzeugung, Engagement, Verantwortung und die Übernahme von Pflichten, Leistungs-, Kooperations- und Diskussionsbereitschaft, Mitbestimmung, Zugehörigkeit zu einer Gemeinschaft wie Familie, Kirche, Verein.

6. **Muße:** Dazu gehören Ruhe, Sorglosigkeit, Neugierde, Fantasie, Spielen, Spaß, Tagträumen, das Pflegen von Erinnerungen, das Genießen von freier Zeit.

7. **Kreatives Schaffen:** Dazu gehören Selbstausdruck, Leidenschaft, Wille, Intuition, Vorstellungskraft, zeitlicher Freiraum, Autonomie, Erfindungsgabe, das Nutzen von Fertigkeiten/Fähigkeiten, das Produktiv-Sein: herstellen, arbeiten, erfinden, ausdenken, zeichnen, interpretieren.

8. **Identität:** Dazu gehören Zugehörigkeit, Zusammenhalt, Selbstachtung, Durchsetzungsvermögen, Symbole, Sprache, Gewohnheit, Traditionen, Werte, Normen, geschichtliches Erinnerungsvermögen, Arbeit, sich kennen und erkennen, sich erneuern, wachsen, sich selbst verwirklichen.

9. **Freiheit:** Dazu gehören Autonomie, Selbstbestimmtheit, Mut, Toleranz, Gleichberechtigung, Wahlmöglichkeit, das Sich-Unterscheiden, das Eingehen von Risiken, das Ungehorsam-Sein.

Alle diese Bedürfnisse bestehen nebeneinander – die Lebenserhaltung ist allerdings Grundlage für alle anderen Bedürfnisse. Als Dilemma des Lebens sieht Max-Neef die Tatsache, dass man, wenn man etwas tut, bekommt oder erlebt, damit zwar mehrere Bedürfnisse auf einmal befriedigen kann; man gleichwohl aber auch, wenn man etwas tut, bekommt oder erlebt, das eine Bedürfnis befriedigt, während ein anderes dafür auf der Strecke bleibt.

Der amerikanische Psychologe Steven Reiss geht einen Schritt weiter. Ausgehend von den Grundbedürfnissen, hat der Motivationsforscher das menschliche Verhalten studiert und dabei 16 sogenannte Lebensmotive des Menschen entdeckt, die sein Verhalten um ihrer selbst willen bestimmen – die demnach als Selbstzweck dienen und ohne weiteren Grund gelebt werden wollen. Seine Untersuchungen ergaben, dass jeder Mensch ein individuelles »Motivationsprofil« besitzt – zusammengesetzt aus den folgenden 16 Lebensmotiven. Diese sind jeweils das Streben nach:

Macht — Erfolg, Leistung, Führung, Einfluss

Menschen mit einem stark ausgeprägten Machtmotiv üben gern Autorität aus und geben anderen Anweisungen. Sie übernehmen Verantwortung und häufig Führungsaufgaben. Sie sind ehrgeizig und fleißig. Ihr Ziel ist Leistung und Kompetenz. Menschen mit einem unterdurchschnittlich ausgeprägten Machtmotiv haben kein Interesse, andere zu beeinflussen. Sie geben selten Ratschläge und Anweisungen. Ihnen sind Personen wichtiger als Leistung.

Unabhängigkeit — Freiheit, Selbstgenügsamkeit

Ein stark ausgeprägter Wunsch nach Unabhängigkeit führt dazu, nicht gern Unterstützung von anderen einzufordern und noch weniger Hilfe anzunehmen. Menschen mit einem hohen Unabhängigkeitsmotiv legen großen Wert auf ihre Autonomie. Sie lösen Probleme gern allein. Menschen, die hier einen sehr niedrigen Wert aufweisen, empfinden es als angenehm und beruhigend zu wissen, dass sie sich auf andere verlassen können. Sie suchen die gegenseitige Abhängigkeit und arbeiten gern im Team.

Neugier — Wissen und Wahrheit

Menschen mit viel Neugierde haben großes Interesse an intellektuellen, kognitiven oder geistigen Fragen. Sie mögen in der Regel gern reisen, lesen und Schach oder Bridge spielen. Sie sind äußerst wissbegierig und wollen die Dinge und deren Zusammenhänge verstehen. Menschen mit einer geringen Ausprägung des Neugiermotivs haben eine Abneigung gegen intellektuelle Betätigung jeglicher Art. Sie arbeiten lieber an konkreten Problemen und deren Lösung als an philosophischen Fragestellungen.

Anerkennung — soziale Akzeptanz, Zugehörigkeit und positiver Selbstwert

Menschen mit stark ausgeprägtem Motiv für Anerkennung sind sehr empfindlich gegenüber Kritik, Zurückweisung oder dem eigenen Versagen. Von anderen anerkannt und geschätzt zu werden ist sehr wichtig für sie. Menschen, die hier einen sehr niedrigen Wert aufweisen, sind selbstbewusst und behaupten sich gern. Sie bringen ihren Ärger und Zorn zum Ausdruck, wenn es sein muss. Mit Kritik gehen diese Menschen konstruktiv und sachlich um, auch mit Beurteilungssituationen können sie sehr gut umgehen.

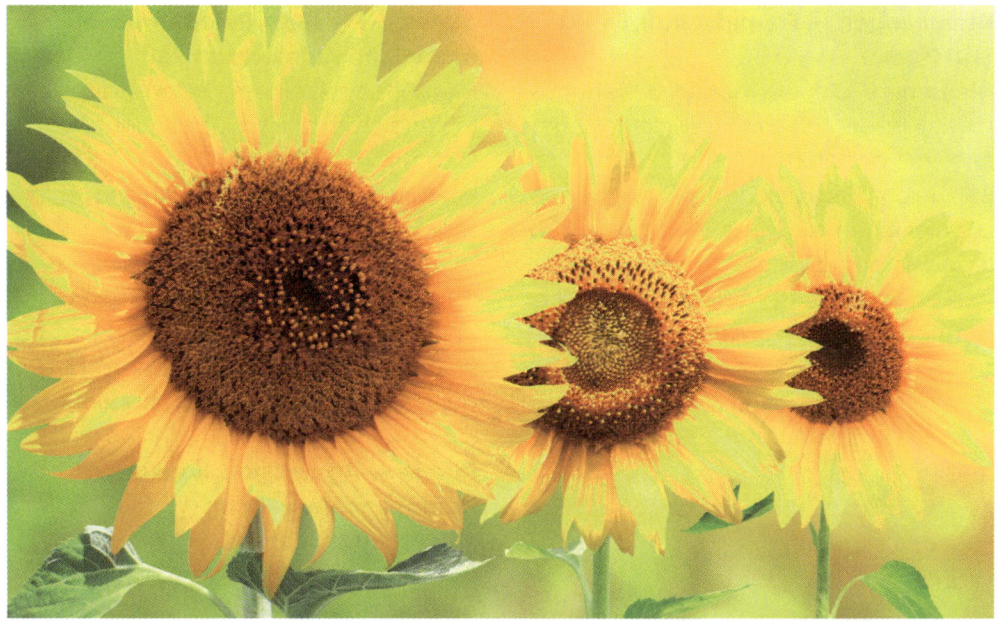

Ordnung — Stabilität, Klarheit, Organisation

Menschen, die ein hohes Ordnungsmotiv aufweisen, organisieren gern und achten sehr auf Details. Am wohlsten fühlen sie sich in einem stabilen und klaren Umfeld. Menschen, die hier einen besonders niedrigen Wert haben, schätzen ihre Flexibilität und lehnen Organisieren und Planen eher ab. Sie sind vielmehr offen und tolerant gegenüber ungewissen und vieldeutigen Situationen.

Sparen — Anhäufung materieller Güter und Eigentum, Sammeln

Menschen, die einen hohen Wert beim Motiv Sparen haben, heben gern Dinge auf und sammeln. Es fällt ihnen schwer, sich von ihnen zu trennen. Sie sind oft genügsame Personen. Menschen, die hier einen sehr niedrigen Wert haben, heben Dinge nicht gern auf und trennen sich auch sehr leicht von ihnen. Sie sind meist großzügig.

Ehre — Loyalität und moralische Integrität

Menschen mit ausgeprägtem Ehrenmotiv finden es sehr wichtig, nach ihrem Verhaltenskodex moralisch zu handeln. Sie sind sensibel für Fragen von Anstand, Charakter, Moral und Prinzipien. Menschen, die hier einen niedrigen Wert haben, handeln zweckrational und pragmatisch. Für selbstgerechtes Verhalten haben sie meist kein Verständnis.

Idealismus — soziale Gerechtigkeit und Fairness

Menschen mit Idealismusmotiv sind sensibel für soziale und politische Fragen. Sie engagieren sich politisch, karitativ oder sozial. Aus der Welt einen besseren Ort zu machen ist für sie ein zentrales Anliegen. Menschen, die hier einen niedrigen Wert haben, sind Realisten. Sie versuchen, nicht aktiv in soziale oder humanitäre Bereiche hineingezogen zu werden.

Beziehungen — Freundschaft, Freude und Humor

Menschen, die ein hohes Beziehungsmotiv haben, lieben Geselligkeit, stehen gern mit anderen in Kontakt und schließen leicht Freundschaften. Menschen, die hier einen niedrigen Wert aufweisen, leben lieber zurückgezogen und fangen selten ein Gespräch an. Für sie ist es wichtig, dass sie mit dem engsten Kreis zusammen sind.

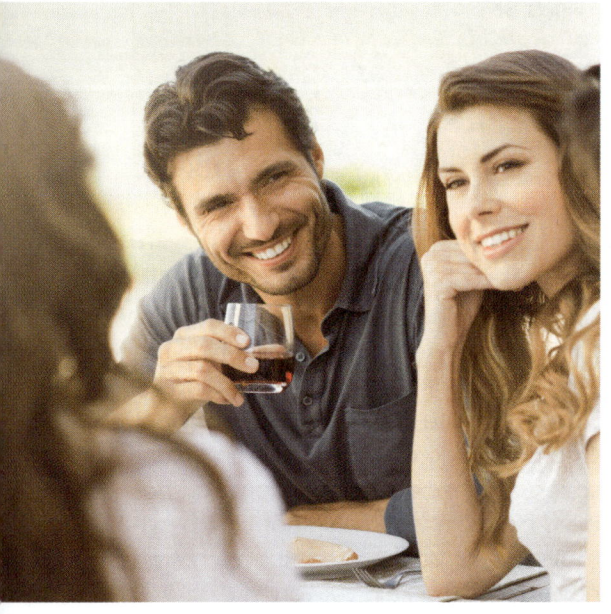

Familie — Familienleben, Erziehung eigener Kinder

Menschen mit einem hohen Familienmotiv streben nach Familienleben und eigenen Kindern. Sie wollen einen wesentlichen Teil ihrer Zeit mit ihnen verbringen. Menschen, die hier einen niedrigen Wert haben, empfinden die Pflichten des Elterndaseins auch als Last und nicht immer nur als Freude. Diese Menschen wollen oft keine eigenen Kinder.

Status — Prestige, Reichtum und öffentliche Aufmerksamkeit

Menschen mit einem hohen Statusmotiv fühlen sich zu allem hingezogen, was mit Prestige im weitesten Sinne zu tun hat: Reichtum, Titel, Ruhm, Prominenz, gesellschaftliche Stellung. Ihr Ruf ist ihnen sehr wichtig. Menschen mit einem niedrig ausgeprägten Statusmotiv sind durch Reichtum und Ruhm nicht leicht zu beeindrucken. Sie achten meist nicht darauf, was andere von ihnen halten.

Rache — Aggression, Konkurrenz, Kampf und Vergeltung

Menschen mit einem stark ausgeprägten Rachemotiv haben ein großes Bedürfnis, sich im Wettbewerb durchzusetzen und zu gewinnen. Streit oder Konflikten gehen sie nicht aus dem Weg. Sie mögen geschäftlichen, beruflichen oder auch sportlichen Wettkampf. Menschen, die in diesem Lebensmotiv einen niedrigen Wert aufweisen, streiten sich nur ungern und gehen Konflikten lieber aus dem Weg. Es widerstrebt ihnen, mit anderen im Wettstreit zu stehen – das Prinzip Kooperation und Harmonie liegt ihnen deutlich mehr.

Schönheit — Kreativität und Sinnlichkeit

Menschen mit einem stark ausgeprägten Schönheitsmotiv haben ein großes Verlangen, sich kreativ zu betätigen. Sie sind von schönen Dingen und künstlerischen Aspekten sehr angetan (Musik, Malerei, Design) und gehen sehr leidenschaftlich durchs Leben. Menschen, die hier einen niedrigen Wert aufweisen, interessieren sich nicht besonders für die sinnlichen Aspekte des Lebens.

Ernährung — Essen und Genießen

Menschen, die einen hohen Wert beim Motiv Essen aufweisen, haben meist einen guten Appetit, denken oft ans Essen, kochen gern und beschäftigen sich meist intensiv mit dem Thema Ernährung. Menschen, die hier einen niedrigen Wert haben, denken selten ans Essen. Das Kochen oder das Planen von Mahlzeiten gehört nicht zu ihren Lieblingsbeschäftigungen.

Körperliche Aktivität — Fitness und Bewegung

Menschen mit einem hohen Wert bei diesem Motiv betätigen sich sehr gern körperlich, treiben gern Sport und müssen sich spüren. Sie legen großen Wert auf Fitness, Kondition und Vitalität. Menschen mit einem niedrigen Wert ziehen einen geruhsamen Lebensstil vor und finden keine Erfüllung in körperlicher Betätigung.

Emotionale Ruhe — Entspannung und emotionale Sicherheit

Menschen, die eine hohe Ausprägung des Motivs Ruhe aufweisen, machen sich leicht Sorgen, empfinden das Leben als stressig und anstrengend und müssen auf ihren Ausgleich achten, um ihre Leistungsfähigkeit zu erhalten. Menschen mit einem niedrigen Ruhemotiv sind unternehmungs- und abenteuerlustig, gehen gern Risiken ein und scheuen auch Gefahren nicht. Sie finden mit verhältnismäßig wenig Ausgleich in ihre Balance zurück.

Steven Reiss' Theorie dazu lautet: Wer weiß, welche Motivatoren ihm im Leben am wichtigsten sind, ihn also hauptsächlich antreiben, kann sich in seinem Denken und Handeln bewusst darauf konzentrieren und so am ehesten sein »Werteglück« erfahren.

Die Glücksfähigkeit – Ist sie bei allen gleich?

Hier stellt sich die Frage nach der generellen Fähigkeit des Menschen, Glück zu empfinden. Ist sie vorgegeben, also angeboren? Oder lässt sie sich erlernen? Und wovon hängt sie ab? In diesem Zusammenhang richtet sich das Augenmerk der Glücksforschung auf zwei Faktoren: unsere Gene und unsere angeborenen Persönlichkeitseigenschaften.

Im *genetischen Bereich* geht es um die drei Glückshormone bzw. -botenstoffe Serotonin, Dopamin und Oxytocin. Verschiedene körperliche Faktoren entscheiden darüber, welches Glücksniveau ein Mensch von Haus aus hat: Bestimmend ist zum einen die vom Körper produzierte Menge an diesen Glückshormonen und zum anderen kommt es darauf an, wie viele Rezeptoren vorhanden sind, um diese Botenstoffe aufnehmen, verarbeiten und damit entsprechende Glücksreaktionen des Körpers einleiten zu können.

Bei den *angeborenen Persönlichkeitseigenschaften* haben den Forschern zufolge vor allem zwei Merkmale Auswirkungen auf empfundenes Glück: Extraversion und Neurotizismus. Dabei gilt: Je extrovertierter eine Person ist, desto glücklicher ist sie. Und: Je neurotischer eine Person ist, desto weniger glücklich ist sie. Extrovertierte Menschen sind sehr gesellig, kommunikativ und kontaktfreudig.

Sie fühlen sich besonders wohl, wenn sie mit anderen Menschen zusammen sind. Introvertierte Menschen hingegen sind eher zurückhaltend im Umgang mit anderen, sind scheu und verschlossen.

Doch welchen Einfluss haben diese beiden unveränderlichen Faktoren nun auf die Glücksfähigkeit des Menschen? Die Forschung kommt zu dem Schluss, dass sie zu 50 Prozent für unser Glück verantwortlich sind. Das bedeutet nichts anderes, als dass jeder Mensch unter unterschiedlichen Bedingungen an den Start in sein Lebensglück geht. Deshalb ist es besonders fatal, wenn sich Menschen mit einer »schlechteren« genetischen Ausgangslage mit jenen vergleichen, die sich von Haus aus leichter tun, Glück und Zufriedenheit im Leben zu finden und zu empfinden. Der Volksmund sagt dazu treffend: »Der todsichere Weg ins Unglück ist, sich mit anderen zu vergleichen.«

Dahinter steckt auch die Einsicht, dass es nicht darum geht, all das zu haben und zu sein, was der vermeintlich Glücklichere hat oder ist. Und dann auch noch anzunehmen, man könnte unter den gleichen Umständen genauso zufrieden durchs Leben gehen. Vielmehr gilt es für jeden Menschen, seinen eigenen Weg zu finden, seine individuellen Möglichkeiten auszuloten und zu tun, was möglich ist, um sein persönliches Maß an Leichtigkeit und Glück zu finden.

Vielleicht hilft ein Zitat des französischen Philosophen Charles-Louis de Montesquieu, um einzusehen, dass der Vergleich mit anderen immer hinkt:

»Man will nicht nur glücklich sein, sondern glücklicher als die anderen. Und das ist deshalb so schwer, weil wir die anderen für glücklicher halten, als sie sind.«

Für das Glück gilt hier im Speziellen, aber durchaus auch im Allgemeinen: Der Mensch tut gut daran, das zu akzeptieren, was er nicht ändern kann. Denn nur dann hat er die Chance, auch gut zu sein beziehungsweise gut zu werden. Wir kommen also nicht umhin, einen gewissen Gleichmut anzustreben, der uns dabei hilft, uns zumindest in das Unvermeidliche zu fügen. Dazu passt das berühmte Zitat des amerikanischen Theologen und Philosophen Reinhold Niebuhr:

»Gott, gib mir die Gelassenheit, Dinge hinzunehmen, die ich nicht ändern kann, den Mut, Dinge zu ändern, die ich ändern kann, und die Weisheit, das eine vom anderen zu unterscheiden.«

Schließlich haben wir auf die anderen 50 Prozent unserer Glücksfaktoren sehr wohl Einfluss. Das sind zum Beispiel zwischenmenschliche Beziehungen (Familie, Partner, Freunde, Kollegen), Glaube (Religion), Spiritualität, Arbeit und vieles mehr. Grundsätzlich lässt sich das Glück natürlich nicht erzwingen. Es gibt weder ein allgemeingültiges Rezept noch eine erprobte Strategie, um Lebensglück zu erreichen. Als Erstes sollten Sie deshalb vermeiden, zwanghaft nach dem Glück zu suchen. Andernfalls haben Sie die besten Chancen, anhaltend unglücklich zu sein. Viel hängt auch mit unseren Ansprüchen an das Leben zusammen. Was erwarten wir? Dauerhaft auf Wolke 7 in ewiger Glückseligkeit zu schweben? Eine eher fürchterliche Vorstellung – oder? Unser Gehirn wäre völlig überfordert, wir würden krank werden.

Das kann also nicht das Ziel sein. Vielmehr geht es darum, zu erkennen und zu akzeptieren, dass irdisches Glück flüchtig ist und sich nicht festhalten lässt. Sehr wohl aber können wir ein paar grundlegende Dinge auf der aktiven Suche nach Glück berücksichtigen. Zum Beispiel uns darüber klar werden, welche Glücksfaktoren es überhaupt gibt und welche davon für uns von welcher Bedeutung sind. Als da wären:

Zwischenmenschliche Beziehungen: Die Bindung zu anderen Menschen, also Menschen, die uns nahe sind, ist eine der größten Glücksquellen. Dazu gibt es zahlreiche Studien: Eine zugewandte Familie, ein liebevoller Partner und gute Freunde sind sehr wichtig, um das Leben positiv zu empfinden. Dabei ist der Lebenspartner wichtiger als die Familie. Und besonders glücklich sind jene Menschen, die in einer langjährigen Paarbeziehung leben.

Aber auch das Engagement für andere Menschen, etwa als Ehrenamtlicher im Sportverein oder einfach nur in der Nachbarschaft, gibt einem nachweislich ein gutes Lebensgefühl. Außerdem zeigt sich, dass regelmäßiges Spenden für Menschen in Not sich gut anfühlt.

Sexualität: Sex mit dem richtigen Partner macht nicht nur Spaß, sondern hält gesund und verbessert die Lebensqualität sowie -zufriedenheit. Lesen Sie dazu auch ab Seite 94.

Kinder: Eigene Kinder zu haben, ist keineswegs ein Glücksgarant. Vielmehr belegen Studien, dass Eltern trotz zahlreicher Glücksmomente vielen Belastungen ausgesetzt sind. Vergleicht die Forschung Menschen mit und ohne Kinder, zeigt sich, dass die Kinderlosen zufriedener sind. Wenn allerdings bei den Eltern die Kinder das Haus verlassen, steigt das Glücksniveau von Eltern wieder auf das Niveau der Kinderlosen.

Freunde: Verlässlichkeit, Verständnis und Einfühlungsvermögen machen eine gute Freundschaft aus. Das sind die wichtigen Faktoren. Dabei spielt es keine Rolle, wie viele Freunde man hat – auf die Qualität der Freundschaft kommt es an. Besonders in krisenhaften Lebenszeiten sind gute Freunde immens wichtig.

Hobby: Wie wir unsere Freizeit gestalten, ist in der Regel völlig uns selbst überlassen. Wir haben die freie Wahl und können das tun, was uns gefällt und Spaß macht. Allein diese Tatsache hebt das Glücksniveau. Wem es schwerfällt, das Passende für sich zu finden, sollte sich an den Lebensmotiven ab Seite 40 orientieren, um herauszufinden, was ihn antreibt und ihn motivieren könnte. Besondere Befriedigung erfährt man, wenn man dabei die eigenen Fähigkeiten und Möglichkeiten entfalten kann. – Übrigens: An erster Stelle glücksfördernder Freizeitaktivitäten steht das Tanzen. Aber auch ehrenamtliches Engagement, Musizieren, Sporttreiben, unter Freunden sein oder sich mit Spiritualität zu beschäftigen finden sich auf der Skala ganz oben. Am wenigsten hilfreich für die Glückserzeugung erweisen sich politische Aktivitäten, Ausruhen und Radiohören. Fernsehen macht auch nicht besonders glücklich.

Beruf, Arbeit: Einen großen Teil seiner Lebenszeit verbringt der Mensch mit seiner Arbeit. Sie hat demzufolge großen Einfluss auf seine (Un-)Zufriedenheit und sein Lebens(un-)glück. Zufrieden macht der Beruf, so die Glücksforschung, wenn die Aufgabe einen fordert, man selbstbestimmt in einem guten Betriebsklima arbeiten kann und die Bezahlung als angemessen empfindet. Häufig fühlen sich Menschen jedoch sehr unzufrieden mit ihrer Arbeitssituation, nämlich dann, wenn die Tätigkeit weder Abwechslung noch Herausforderung bietet, wenn es Probleme mit den Kollegen oder Vorgesetzten gibt und wenn Belastung, Druck und Stress überhandnehmen.

Spiritualität, Glaube: Gläubige und/oder spirituelle Menschen zeigen der Glücksforschung zufolge eine größere Zufriedenheit als jene, die keine Verbundenheit mit einer höheren Kraft spüren. Das zeigt sich bei allen Religionen. Die reine Überzeugung sowie die Zugehörigkeit zu einer Gemeinschaft sind für die Gläubigen nachhaltige Glücksquellen, ebenso die dazugehörenden Rituale und Empfehlungen wie Meditation, Dankbarkeit, Uneigennützigkeit oder Versöhnung.

Übrigens: Entgegen der allgemeinen Meinung macht Geld nicht glücklich. Warum? Das haben verschiedene Forscher herausgefunden: Der Mensch gewöhnt sich sehr schnell an einen materiellen Zustand. Die Freude an Dingen ist eben nur von kurzer Dauer. Und was als selbstverständlich angesehen wird, macht nicht mehr glücklich. Manchmal sogar im Gegenteil. Das zeigen Befragungen bei Gewinnern hoher Geldbeträge, zum Beispiel Lottogewinnern. Sie erleben häufig eine tiefe Enttäuschung durch die Erfahrung, dass die Möglich-

---

Vorurteile zum Thema Arbeit

Der Psychologe und Autor Karl Kreichgauer hat eine »bemerkenswert widersprüchliche« Einstellung der Menschen zu ihrer Arbeit festgestellt. Er zitiert Untersuchungen, die zeigen, dass »sich Menschen bei der Arbeit im Allgemeinen geschickt anstellen und herausgefordert fühlen. Das macht sie glücklich, stark, kreativ und zufrieden. Außerdem tritt das positive Gefühl von ‚Flow‘ (siehe dazu Seite 49) bei der Arbeit häufiger auf als in der Freizeit. Dennoch: Fragt man Menschen, ob sie weniger arbeiten und mehr freie Zeit haben wollen, antworten viele mit Ja.« Das hieße, so der Autor, dass wir bei der Einschätzung der beruflichen Situation die eigenen Erfahrungen und Erlebnisse offensichtlich wenig beachten und eher gesellschaftlichen Vorurteilen folgen.

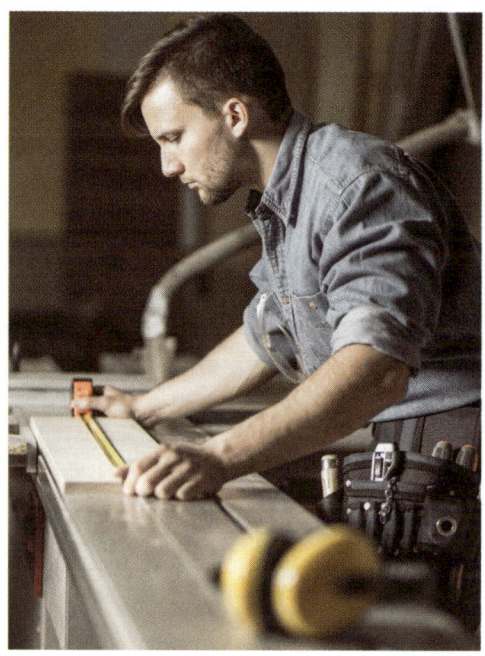

»Es ist nicht schwer, Menschen zu finden, die im Alter von 60 zehnmal so reich sind, wie sie es mit 20 waren. Aber nicht einer von ihnen behauptet, er sei zehnmal so glücklich.«

George Bernard Shaw

Der Glücksfaktor »Flow«

Der ungarische Psychologe Mihály Csíkszentmihályi geht seit 40 Jahren der Frage nach: »Was macht ein Leben lebenswert?« Vor dem Hintergrund der gleichfalls von ihm erforschten Erkenntnis, dass Geld nicht glücklich macht, richtete er seine Untersuchungen auf jene Menschen, die in dem, was sie tun, eine dauerhafte Befriedigung finden und dabei in einen Zustand des »Fließens« (Flow) gelangen.

Befindet sich eine Person im Flow, sind ihr Denken, ihr Wollen und ihr Fühlen in völliger Übereinstimmung. Das heißt, während sie einer bestimmten Tätigkeit nachgeht, zum Beispiel ein Instrument spielt, ein Bild malt, mit Freunden zusammen ist, eine herausfordernde Aufgabe in der Arbeit löst, spielen für sie weder Zeit noch sie selbst eine Rolle, und das Tun geht komplett mühelos vonstatten.

Dieser Zustand kann sich auf alle Lebensbereiche beziehen: auf Sport, Hobby, Beruf, Beziehungen. Entscheidend ist, dass ein Mensch nur dauerhaft zufrieden sein kann, wenn er persönlich wächst und sich weiterentwickelt. Der Weg da-

keit, sich jederzeit materielle Wünsche erfüllen zu können, weder zu Zufriedenheit noch zu einem Gefühl von Sicherheit führt. Nur bei sehr armen Menschen, die täglich um ihre Existenz fürchten müssen, lässt sich mit Geld ein mittelfristiges Gefühl von Glück erzeugen.

Befragt man Superreiche nach ihrem Glücksniveau und vergleicht dieses mit materiell durchschnittlich gestellten Menschen, zeigt sich kaum ein Unterschied: Die Vermögenden fühlten sich zu 67 Prozent glücklich, die »Normalen« zu 62 Prozent. Einen weiteren Beweis dafür, dass Wohlstand kein entscheidender und nachhaltiger Glücksfaktor ist, gibt das Ranking im Ländervergleich von 54 Staaten bezüglich ihres Glücksniveaus: Die armen Länder Venezuela (Platz 1) und Nigeria (Platz 2) schlagen Deutschland (Platz 33) um Längen.

hin führt über die Suche nach Aufgaben und Tätigkeiten, die ihm seinen persönlichen Flow bescheren.

Ein Flow versetzt einen Menschen in sieben Zustände:

1. Er ist komplett involviert in das, was er tut – fokussiert und konzentriert.
2. Er empfindet eine Art Ekstase und fühlt sich völlig losgelöst vom Alltag.
3. Er hat große innere Klarheit, weiß genau, was zu tun ist, und bekommt die unmittelbare Rückmeldung von außen, dass es gut ist.
4. Er weiß, dass er die Herausforderung meistern kann, dass seine Fähigkeiten der Aufgabe gewachsen sind.
5. Er kommt in eine Ruhe und Gelassenheit, macht sich keine Sorgen über sich selbst und hat das Gefühl, über die Grenzen des eigenen Ichs hinauswachsen zu können.
6. Er empfindet absolute Zeitlosigkeit und richtet seine volle Konzentration auf das Jetzt, die Zeit verstreicht unbemerkt und er vergisst sich selbst.
7. Er handelt aus einer tiefen Motivation und empfindet sich als Teil von etwas Größerem.

Der Glücksfaktor »Anerkennung und Bestätigung«

Menschen sind soziale Wesen. Das bedeutet, für uns Menschen war und ist es überlebenswichtig, Verbindungen irgendeiner Art zu unseren Mitmenschen zu haben. Ohne die Rückmeldung aus der Gesellschaft vereinsamen wir, werden unglücklich und – sterben früher.

Ein wichtiger Faktor beim Streben nach Anerkennung und persönlicher Bestätigung ist neben charakterlichen Qualitäten auch das äußerliche Erscheinungsbild einer Person. Gepflegte, attraktive Menschen werden anders und positiver wahrgenommen als jemand, der wenig auf sein Äußeres achtet und damit den Eindruck vermittelt, er würde selbst nicht viel auf sich geben. Diese offen»sicht«liche Einstellung zur eigenen Person wird von anderen ganz automatisch registriert und entfaltet eine negative Wirkung: Mitmenschen fühlen sich dann eher abgestoßen als angezogen. Wer sich selbst nicht mag und schätzt, wird häufig auch von anderen nicht gemocht. Das kennt jeder aus eigener Erfahrung. Attraktive Menschen schaut man gern an und sucht eher Kontakt zu ihnen. Auf diese Weise erhalten sie immer wieder Anerkennung von anderen, was natürlicherweise ihr Selbstwertgefühl erhöht, und das wiederum gleichsam ihre Attraktivität und Anziehungskraft. Ein »Engelskreis« also, der für jeden Menschen erstrebenswert ist – vor allem und besonders auch unter dem Aspekt des Alterns. Denn Bestätigung und Anerkennung sind durchaus schwerwiegende Verjüngungsfaktoren.

Wer hingegen im entgegengesetzten »Teufels«kreis steckt, also durch häufige oder ständige Abweisung und Ablehnung von außen nur ein geringes Selbstbewusstsein hat, läuft Gefahr, dass mit seiner Seele gleichsam auch sein Immunsystem leidet und Schaden nimmt.

Auslöser dafür ist die negative Hormonlage, die entsteht, wenn man dauerhaft keinerlei anerkennende Rückmeldung aus der Gesellschaft erhält. Anders ausgedrückt: Bekommen wir positive Botschaften aus unserer Umgebung, die dazu führen, dass wir uns anerkannt und damit glücklich und zufrieden fühlen, aktiviert unser Körper die Produktion positiver Botenstoffe (Hormone). Dann läuft die Immunabwehr auf Hochtouren. Schädliche Entzündungsprozesse und Angreiferzellen haben da keine Chance, unsere Alterung voranzutreiben. Fazit: Je länger und häufiger dieser Zustand in unserem Körper anhält, desto größer und spürbarer ist der Verjüngungseffekt.

Wollen Sie diesen Effekt bewusst für sich nutzen, dann empfehle ich Ihnen, sich um Ihre eigene Aufwertung zu kümmern. Könnte Ihr äußeres Erscheinungsbild vielleicht eine »Aufmöbelung« vertragen? Tun Sie sich etwas Gutes – gehen Sie zum Friseur. Darf's ein bisschen Farbe sein?, gehen Sie zur Kosmetikerin oder kaufen

Sie sich etwas Hübsches zum Anziehen. Üben Sie sich dabei in Achtsamkeit für Ihre Person, Ihre Bedürfnisse und Ihre Erscheinung. Auf welchen Gebieten haben Sie sich besonders vernachlässigt? Wo besteht Handlungsbedarf? Nur Mut, es sind oft kleine, gezielte Veränderungen, die großen Einfluss auf das Lebensgefühl haben.

Wie glücklich sind Sie?

Haben Sie schon Glücksfaktoren entdeckt, die zu Ihnen und Ihren Lebensmotiven passen? Vielleicht haben Sie ja auch bemerkt, dass einige davon längst feste Bestandteile Ihres Lebens sind, sie aber vielleicht noch nicht genügend geschätzt oder als Quelle von Glück und Zufriedenheit erkannt? Wie auch immer. Nun haben Sie die Gelegenheit, mit dem Oxford-Glückstest Ihren persönlichen Glückswert zu ermitteln. Mal sehen, wo Sie stehen auf der Glücklichkeitsskala der englischen Glücksforscher Michael Argyle und Peter Hills.

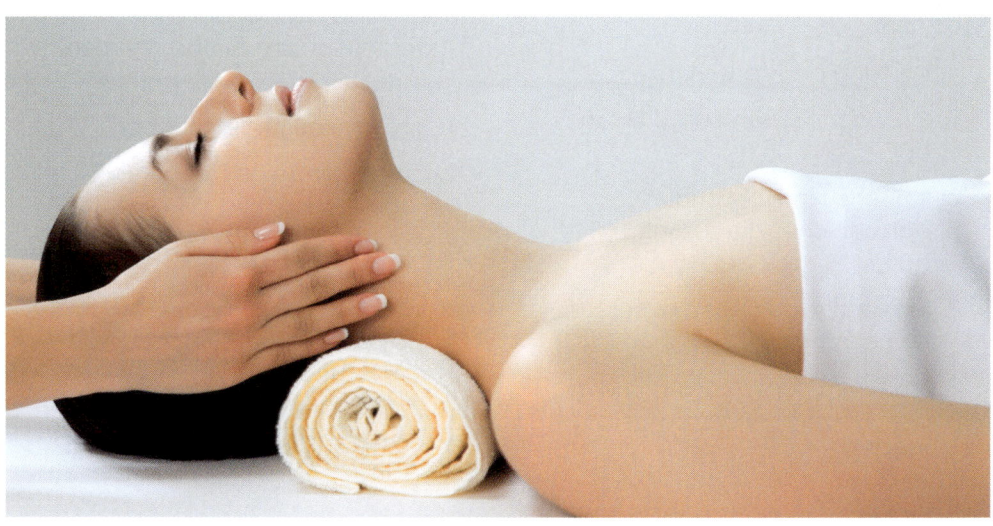

Der Oxford-Glückstest

Dieser Test wurde ausgearbeitet von den Psychologen Michael Argyle und Peter Hills von der Universität Oxford.

Bitte geben Sie folgenden Aussagen jeweils eine Punktzahl von 1 bis 6. Dabei gilt

1 = Das stimmt absolut nicht

6 = Ich stimme voll zu.

Bitte lesen Sie die Aussagen sehr aufmerksam, denn einige sind positiv (rot unterlegt) und andere negativ (grün unterlegt) formuliert. Lassen Sie sich davon nicht verwirren und denken Sie nicht zu lange nach, antworten Sie zügig. Es gibt keine richtigen oder falschen Antworten.

1. Ich bin nicht besonders zufrieden mit der Art, wie ich bin. (R) _____

2. Ich setze mich intensiv mit anderen Menschen auseinander. _____

3. Ich denke, dass das Leben sich lohnt. _____

4. Ich liebe die Menschen. _____

5. Ich wache selten ausgeruht auf. (R) _____

6. Ich sehe nicht besonders optimistisch in die Zukunft. (R) _____

7. Ich kann mich über die meisten Dinge freuen. _____

8. Ich bin immer engagiert und mit dem Herzen bei dem, was ich tue. _____

9. Das Leben ist schön. _____

10. Ich glaube nicht, dass die Welt ein guter Ort ist. (R) _____

11. Ich lache viel. _____

12. Ich bin mit meinem Leben zufrieden. _____

13. Ich glaube nicht, dass ich attraktiv bin. (R) _____

14. Es besteht eine Kluft zwischen dem, was ich tun möchte, und dem, was ich tue und getan habe. (R) _____

15. Ich bin sehr glücklich. _____

16. Ich kann in manchen Dingen Schönheit entdecken. _____

17. Ich wirke auf andere immer fröhlich. _____

18. Ich nehme mir Zeit für die Dinge, die ich will. _____

19. Ich habe keine Kontrolle über mein Leben. (R) _____

20. Ich fühle mich in der Lage, Verantwortung zu übernehmen. _____

21. Ich fühle mich geistig wach. _____

22. Ich empfinde oft Freude und Begeisterung. _____

23. Ich finde es schwer, Entscheidungen zu treffen. (R) _____

24. Ich erkenne keinen besonderen Sinn und Zweck in meinem Leben. (R) _____

25. Ich habe sehr viel Energie. _____

26. Ich habe guten Einfluss auf das Geschehen. _____

27. Ich habe keinen Spaß mit anderen Menschen. (R) _____

28. Ich fühle mich nicht besonders gesund. (R) _____

29. Ich habe keine besonders glücklichen Erinnerungen an die Vergangenheit. (R) _____

Beachten Sie bitte, dass alle mit (R) gekennzeichneten Fragen umgekehrt bewertet werden. Ändern Sie also eine

1 in eine 6,

2 in eine 5,

3 in eine 4,

4 in eine 3,

5 in eine 2,

6 in eine 1.

Zählen Sie Ihre Punktzahl zusammen und teilen Sie sie durch 29. Jetzt haben Sie Ihren »Glückswert«. Diesen Wert sollten Sie zusammen mit dem Datum notieren. Wenn Sie den Test zu einem späteren Zeitpunkt erneut machen, können Sie die Werte vergleichen. Hat sich etwas geändert?

Ihr Glückswert: _____

Die Auswertung

Glückswert 1–2: Sie fühlen sich wirklich sehr unglücklich. Möglicherweise empfinden Sie sich und bewerten Sie Ihre Situation schlimmer, als sie in Wirklichkeit ist.

Glückswert 2–3: Sie fühlen sich ziemlich unglücklich. In den folgenden Kapiteln finden Sie Tipps, die Sie auf Ihrem Weg zu mehr Lebensglück unterstützen können.

Glückswert 3–4: Sie fühlen sich weder besonders glücklich noch besonders unglücklich. Ihre Antworten liegen genau in der Mitte. Möglicherweise können Ihnen unsere folgenden Tipps helfen, auf Dauer ein wenig glücklicher zu werden.

Glückswert 4: Sie fühlen sich ziemlich glücklich, doch gibt es noch Luft nach oben. Unten folgen Anregungen für mehr Glück und Zufriedenheit im Leben.

Glückswert 4–5: Sie fühlen sich einigermaßen glücklich und zufrieden.

Glückswert 5–6: Sie sind offenbar sehr glücklich. Glücklich zu sein, hat weit mehr Vorteile, als sich einfach nur gut zu fühlen. Es geht einher mit besserer Gesundheit, zufriedenerer Partnerschaft und dem Erreichen von Lebenszielen.

Glückswert 6: Sie sind eindeutig zu glücklich. Ja, Sie haben richtig gelesen. Es gibt ein »zu glücklich«. Forschungsergebnisse zeigen, dass es für das Erreichen unserer Ziele in Sachen Gesundheit, Arbeit und Leistungsfähigkeit ein optimales Maß an Glück gibt. Darüber hinaus glücklich zu sein kann dieses optimale Maß verringern.

Dankbarkeit – Ein Weg zum Glücklich(er)sein

Der beste und aussichtsreichste Weg zum richtigen Maß an Glück und größerer Zufriedenheit im Leben führt über die Dankbarkeit. Wer dankbar sein kann für das, was er hat und ist, und nicht nur immer mit der großen Lupe darauf schaut, was er nicht hat, nicht ist und was nicht gut läuft, der hat die besten Chancen auf eine dauerhafte und umfassende Lebenszufriedenheit.

Die Erkenntnis, dass Dankbarkeit sowohl zu psychischem als auch physischem Wohlbefinden führt, haben wir nicht nur seit langer Zeit antiken Philosophen, Denkern und spirituellen Lehrern zu verdanken. Inzwischen gibt es auch aktuelle psychologische Studien zu diesem Zusammenhang. Sie zeigen auf, dass dankbare Menschen mehr positive Emotionen und Optimismus haben – und dass daraus größere Zufriedenheit, Lebensfreude und Großzügigkeit folgen. Depressionen und Stress haben bei ihnen dann deutlich weniger Chancen.

»Dankbarkeit ist nicht nur eine der größten Tugenden, sondern auch die Mutter aller anderen.«

Cicero

Die Psychologen stellten sich im Rahmen ihrer Forschungsarbeit die Fragen: Ist ein Mensch glücklich, weil er dankbar ist? Oder verursacht ein gutes Leben sowohl Glück als auch Dankbarkeit? Um das herauszufinden, erhielt eine Gruppe von Studienteilnehmern Aufgaben, die das Gefühl der Dankbarkeit vermitteln sollten, zum Beispiel das Führen eines Dankbarkeits-Tagebuchs oder andere dankbarkeitsfördernde Aktivitäten. Die Forscher wollten beobachten, wie sich diese auf die Menschen auswirken. Zum Vergleich bekam eine andere Gruppe ähnliche Aufgaben, die nicht explizit auf Dankbarkeit abzielten.

Das Ergebnis: Die »Dankbarkeits-Gruppe« zeigte ein deutlich besseres psychisches und physisches Wohlbefinden als die Vergleichsgruppe. Die Teilnehmer, die regelmäßig ihre positiven Erlebnisse bewusst wahrnahmen und ihre Dankbarkeit dafür dokumentierten, hatten weniger körperliche Symptome, fühlten sich gesünder und blickten optimistischer in die Zukunft. Außerdem waren diese Teilnehmer über einen Zeitraum von zwei Monaten erfolgreicher im Erreichen ihrer persönlichen Ziele (akademisch, sozial und gesundheitlich) als die Menschen aus der Vergleichsgruppe.

In einer anderen Studie führten junge Erwachsene täglich dankbarkeitsfördernde Übungen durch. Die Teilnehmer berichteten anschließend über spürbar mehr Aufmerksamkeit, Begeisterung, Entschlossenheit und Energie als die Teilnehmer aus der anderen Gruppe, die sich hauptsächlich auf ihre Probleme konzentriert hatten. Außerdem waren die »dankbaren« Teilnehmer eher dazu bereit, anderen Menschen mit persönlichen Problemen zu helfen oder ihnen emotionale Unterstützung anzubieten.

In einer dritten Studie übten Probanden mit neuromuskulären Erkrankungen 21 Tage lang ebenfalls Dankbarkeit. Sie konnten danach besser und länger schlafen, hatten eine hoch energetische, positive Stimmung, ein stärkeres Gefühl der Verbundenheit mit ihren Mitmenschen und bewerteten das eigene Leben positiver.

Alle drei Studien bestätigen: Dankbarkeit wirkt sich positiv auf das psychische und physische Wohlbefinden eines Menschen aus – nicht umgekehrt. Wer also im Glückstest auf Seite 52–53 unterdurchschnittlich (> 4) abgeschnitten hat, dem sind regelmäßige Übungen zu empfehlen. Der Vater der modernen »positiven Psychologie« Martin Seligman empfiehlt zum Beispiel folgende Dankbarkeitsübung:

Nehmen Sie sich für die nächsten zwei Wochen jeden Abend fünf Minuten Zeit, um über den Tag nachzudenken und möglichst drei bis fünf Dinge aufzuschreiben, für die Sie in Ihrem Leben dankbar sind. Zum Beispiel: Aufwachen am Morgen, gute Freunde, unterstützende Eltern, gute Gesundheit, liebevoller Partner, erfüllende Arbeit, herzliche Begegnungen, erfolgreicher Abschluss von Aufgaben, das Lächeln eines Kindes.

Nach 14 Tagen machen Sie erneut den Glückstest. Sollten Sie jetzt besser abgeschnitten haben, funktioniert die Dankbarkeitsübung für Sie. Machen Sie sie zur abendlichen Routine in Ihrem Leben.

Weitere dankbarkeitsfördernde Aktivitäten könnten sein: Jemandem, dem man dankbar ist, einen Brief schreiben und darin seine Dankbarkeit ausdrücken – oder auch nur an diese Person in Dankbarkeit denken oder etwas über sie schreiben.

Dass sich diese Mühe lohnt, haben inzwischen zahlreiche Glücksforscher nachgewiesen. So etwa die beiden Buchautoren Anton Bucher und Philipp Mayring. Sie beschreiben folgende Effekte von Glück auf den Menschen:

Es fördert die psychische und physische Gesundheit.

- Es fördert kognitive Fähigkeiten, Flexibilität und Kreativität.
- Es erleichtert das Lernen.
- Es begünstigt Moralität und beruflichen Erfolg.
- Es führt zu beglückenden Denk- und Verhaltensweisen sowie seltenerem Grübeln.
- Es bewirkt einen aktiveren Bezug zum Leben (besonders wichtig im Alter).
- Es begünstigt eine hohe Bewusstheit, Sensibilität und Offenheit gegenüber der Realität.
- Es fördert eine empathische, soziale Orientierung auf die Mitmenschen.
- Es hat eine integrierende, identitätsstützende Wirkung auf die gesamte Persönlichkeit.

Positive Gedanken trainieren

Einen großen Einfluss darauf, wie man lebt und nach welcher Lebenseinstellung man seine Tage gestaltet, hat unsere Gedankenwelt. Unsere Gedanken können positiv wirken, aber auch negativ. Es ist nur logisch, dass negatives Denken unseren Alltag erschwert, düster macht und belastet. Ebenso logisch ist es, dass positive Gedanken das Gegenteil bewirken. Sie lassen die Welt in helleren Farben erscheinen und uns das Leben als angenehm erfahren. Eine lebensbejahende Einstellung gestaltet das Miteinander mit anderen Menschen erfreulich und konstruktiv. Destruktive Gedanken hingegen werden nicht nur vom eigenen Körper, sondern auch von unserem Gegenüber als negative Schwingungen wahrgenommen – unbewusst, aber wirksam.

Wie aber entstehen positive oder negative Gedanken? Sie hängen davon ab, welche Informationen unser Körper, unser Geist und unsere Seele im Laufe des Lebens als real erkennen und damit als Überzeugung annehmen. Daraus entsteht so etwas wie ein »Programm«, das je nach Inhalt und Zusammenhang zu unserem Nachteil oder Vorteil arbeiten kann. Viele Menschen leben ihr Leben komplett nach so einem Programm, ohne zu erkennen, dass sie quasi nur nach irgendwelchen Vorgaben aus ihrem Umfeld (Familie, Kultur, Gesellschaft etc.) funktionieren, anstatt ihren wahren Bedürfnissen und ihrer wahren Überzeugung zu entsprechen.

Die gute Nachricht: Der Mensch ist in der Lage, durch Trainieren des Bewusstseins solche unbewussten Programme mit bewusstem Denken zu überschreiben. Wie? Indem er durch aufmerksames Beobachten seine Gedanken und Handlungen bewusst wahrnimmt und durch kritischen Umgang damit auf sein Unterbewusstsein einwirkt. Das Ziel ist, die Kontrolle über seine Gedanken zu bekommen und damit Verantwortung zu übernehmen für das, was man denkt, und das, was man in der Folge auch tut. Nach dem Motto: Der Mensch ist, was er denkt!

Mustern Sie Ihre alten negativen Programme einfach aus und ersetzen Sie sie durch kraftvolle und positive neue Programme. Zum Beispiel: »Ich liebe mich und nehme mich so an, wie ich bin!« Oder: »Ich bin voller Vertrauen ins Leben.« Und: »Ich glaube an meine Fähigkeiten. Ich erfahre liebevolle Unterstützung durch meine Familie und bin dankbar dafür.«

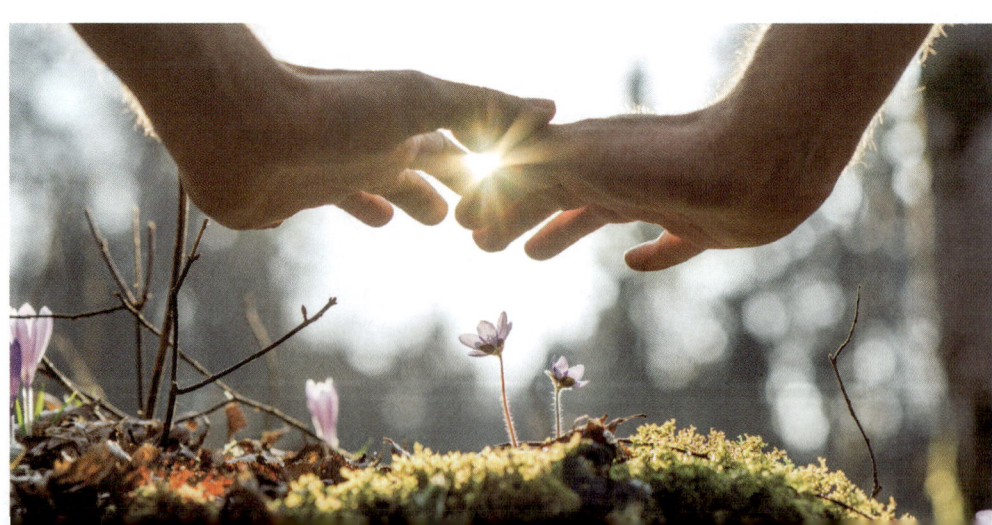

Jeder kann sich vorstellen, dass eine solche oder ähnliche (Um-)Programmierung zu einem größeren persönlichen Wohlbefinden führen kann. Es bedeutet, dass man sein Leben und sein Glück in die eigenen Hände nimmt. Denn es liegt an uns selbst, die vielen – auch kleinen – Freuden des Lebens wahrzunehmen und sie auch intensiv als Freude zu empfinden. Das gelingt sicher besser, wenn man nicht einfach alles Erfreuliche im Leben als selbstverständlich hinnimmt, sondern eben auch dankbar ist. Dankbar dafür, was einem täglich Positives widerfährt.

Dabei geht es nicht nur um Ihr mentales Wohlbefinden – vielmehr fördert positives Denken auch Ihre körperliche Gesundheit. Umgekehrt leidet sie unter negativem Gedankengut. Der Einfluss ist kaum geringer als schlechte Ernährung oder Bewegungsmangel. Ein anhaltendes Gefühl von Ärger und Sorgen versetzt Ihren Körper nämlich in ständige Alarmbereitschaft. In der Folge schüttet die Nebennierenrinde permanent die Stresshormone Adrenalin und Cortisol aus. Puls und Blutdruck steigen, Zucker wird rasant verarbeitet und als Fett gespeichert, gleichzeitig wird die Ausschüttung von Glückshormonen ausgebremst. Ein übler Kreislauf beginnt, denn auf Dauer leidet so das komplette Immunsystem und die Anfälligkeit für Krankheiten steigt.

Keine Frage! Pessimismus beeinträchtigt nicht nur Ihre Lebensqualität und Ihre Gesundheit, sondern verkürzt auf diese Weise sogar Ihre Lebenszeit! Das fanden US-amerikanische Forscher über eine Langzeitstudie heraus: Die Menschen mit einer positiven Lebenseinstellung lebten durchschnittlich sieben Jahre länger als die Personengruppe, die bei der Befragung eine pessimistische Grundhaltung an den Tag gelegt und die Zukunft wenig optimistisch gesehen hatte.

Wie bekommt man eine positive Lebenseinstellung?

Übung macht wie so oft den Meister. Es ist wie eine Art Training, positiv motivierende Gedanken und Handlungen zu entwickeln. Üben Sie jeden Tag! Hier ein paar hilfreiche Tipps für Sie:

1. Führen Sie ein Dankbarkeits-Tagebuch. Schreiben Sie jeden Tag drei bis fünf Dinge auf, für die Sie dankbar sind.

2. Praktizieren Sie ein freundliches Miteinander. Sei es Ihr Partner, Ihre Familie, Ihr Nachbar – sie alle freuen sich über jede Hilfe und Unterstützung.

3. Genießen Sie den Augenblick. Nehmen Sie bewusst wahr, welche Schönheiten (zum Beispiel Natur) und Freuden (beispielsweise wärmende Sonnenstrahlen) Sie umgeben.

4. Üben Sie Versöhnlichkeit – keine Vorhaltungen und Vorwürfe an andere. Anhaltende Ärgerlichkeit oder gar Wut über andere und sich selbst rauben Ihnen den inneren Frieden.

5. Investieren Sie Zeit und Energie in Familie und Freunde. Starke, stabile soziale Beziehungen können Ihnen mehr Zufriedenheit vermitteln als berufliche Erfolge.

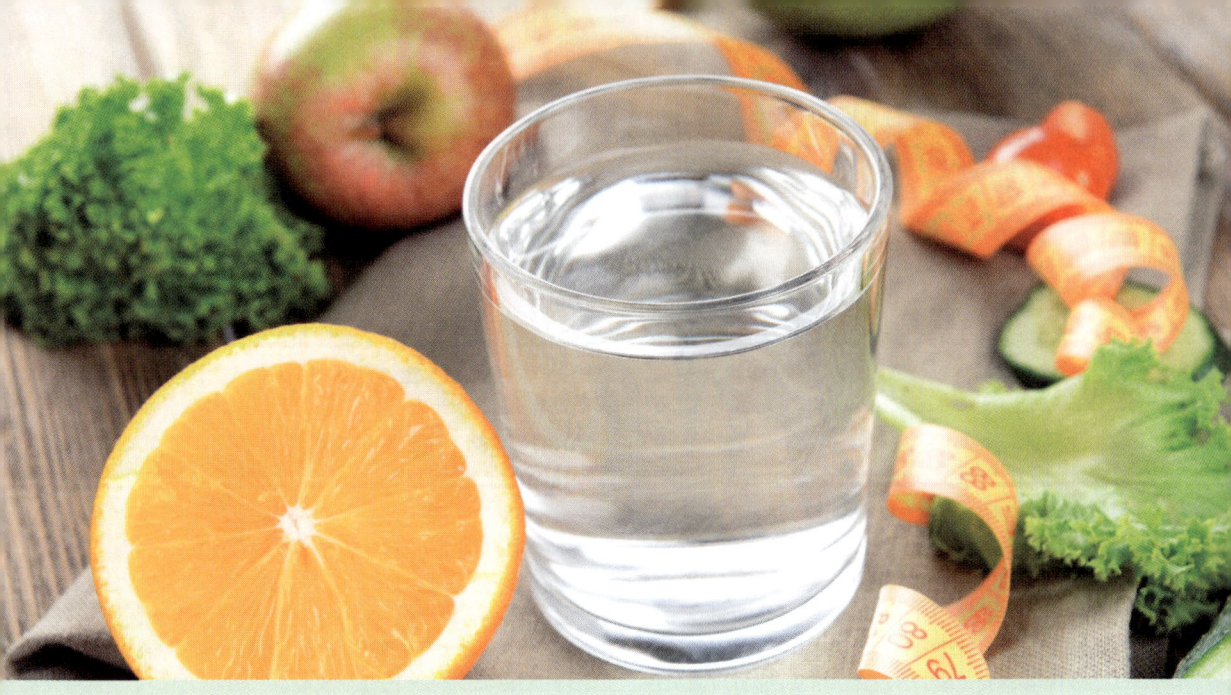

DIE EXTERNEN EINFLUSSFAKTOREN – CHANCEN UND RISIKEN

Lebensstil

Man könnte vom »Innenleben« eines Menschen sprechen, wenn man die Lebenseinstellung beschreiben möchte. Dass sie eine wichtige Stellschraube im Streben nach biologischer Verjüngung ist, sollte klar geworden sein. Doch natürlich gibt es weitere Ansatzpunkte, die wir mit großer Aufmerksamkeit und Konsequenz bearbeiten sollten, wenn wir möglichst gesund und fit altern wollen. Schließlich hat unser »Außenleben« ebenso großen Einfluss auf unser Wohlbefinden und unsere Lebensqualität wie das Innenleben.

Mit »Außenleben« ist der Lebensstil eines Menschen gemeint – also die Art und Weise, wie er sein Leben täglich gestaltet. Was er isst, was er trinkt, wie er arbeitet, wie er sich entspannt, wie er liebt, wie er schläft und was sonst noch alles in seinem Leben passiert. Ein gesunder Lebensstil zeichnet sich dadurch aus, dass man auf seine Bedürfnisse achtet, also achtsam mit sich umgeht und auf den Körper hört. Welche Nahrung, welche Aktivitäten tun mir gut? Wie kann ich mich am besten erholen und entspannen? Wie kann ich negative Belastungen, wie beispielsweise Stress, reduzieren oder vermeiden?

Leider hapert es genau an dieser Achtsamkeit sehr in unserer westlichen Lebensart. Der Bezug zu uns selbst – also zu spüren, was unser Körper wann braucht – ist größtenteils verloren gegangen. Hektik, Schnelllebigkeit, Überlastung, Fast Food und Stress sowohl im Beruf als auch in der Freizeit prägen unseren Alltag. Die innere Stimme, die uns unsere Bedürfnisse zuverlässig mitteilt, ist in diesem lärmenden Umfeld meist zu leise, um gehört zu werden. Da passt der Wunsch, sich Gesundheit lieber bequem zu kaufen, viel besser in unsere Zeit: etwa mit allen möglichen Nahrungsergänzungsmitteln, trendigen Diäten oder modernen Stressbewältigungskursen. Doch das wird auf Dauer nicht funktionieren! Schon Pfarrer Sebastian Kneipp, Begründer der ganzheitlichen Kneipp-Therapie, wusste vor rund 150 Jahren: »Gesundheit bekommt man nicht im Handel, sondern durch den Lebenswandel.«

Es führt deshalb kein Weg daran vorbei, sich nicht nur um seine Gedanken- und seine Gefühlswelt, sondern auch um seine »Tatenwelt« zu kümmern. Worum genau geht es dabei? Zunächst um eine ehrliche Analyse der eigenen Handlungs- und Lebensweise. Ich erkläre Ihnen im Folgenden, welcher Lebensstil sich wie auf Ihre körperliche Verfassung, Ihre Gesundheit und damit auf Ihre Lebenserwartung und natürlich auch auf die Lebensqualität im Alter auswirkt.

Aber keine Sorge, Sie sollen nicht nur erfahren, was möglicherweise alles nicht so günstig läuft in Ihrem Leben, sondern auch anhand von entsprechenden Tests sehen, wo Sie jeweils aktuell stehen und natürlich auch, wie Sie Ihre vielleicht nicht optimale Lebensweise mit einfach umzusetzenden Programmen im Sinne einer Senkung des biologischen Alters ändern können.

Eine wichtige Information vorab: Wer bereits mit 20 Jahren anfängt, sich darüber Gedanken zu machen, und wem es gelingt, einen entsprechend gesunden Lebensstil zu praktizieren, hat die besten Chancen, sein biologisches Alter um viele Jahre zu senken und seinen Alterungsprozess gesund und fit zu erleben. Man kann also nicht früh genug damit beginnen. Doch es gilt ebenso: Es ist nie zu spät! Jede Bemühung um eine förderliche und ausgewogene Lebensgestaltung lohnt sich in jedem Alter. Nur Mut, gesundes Verhalten ist lernbar. Es bedeutet nicht mehr und nicht weniger, als verantwortungsvoll mit den eigenen Ressourcen umzugehen.

Es ist schon bemerkenswert. Die Menschen in der westlichen Welt mit ihrem Überfluss wissen heute so viel über gesunde Lebensführung wie nie zuvor. Sie wissen, dass sich Übergewicht, Bewegungsmangel, Rauchen, Alkohol und übermäßiger Stress negativ auf die Gesundheit auswirken. Schließlich kommt es nicht von ungefähr, dass bei den meisten auf der Liste guter Neujahrsvorsätze mehr Bewegung, Abnehmen, Aufhören zu rauchen, weniger Stress, mehr Entspannung und Zeit mit der Familie stehen. Mit der Umsetzung sieht es dann jedoch häufig weniger gut aus. Schon nach wenigen Tagen schleichen sich die alten Gewohnheiten wieder ein, und spätestens nach ein paar Wochen ist bei den meisten wieder alles beim Alten.

Warum ist das so? Hat die Vernunft denn gar kein Mitspracherecht in Sachen Lebenswandel? Es genügt offenbar nicht, einfach nur generell zu wissen, dass sich heutige Nachlässigkeiten in späteren

Jahren als verheerende und lebensverkürzende Gesundheitssünden rächen können. Möglicherweise ist der Motivationsschub größer, wenn man konkret beziffert bekommt, wie viel Lebenszeit und Lebensqualität man mit einem frühzeitig auf »gesund« umgestellten Lebenswandel gewinnen kann.

Was raubt uns die meisten Lebensjahre?

Um besser einschätzen zu können, welche Angewohnheiten und Umstände sich wie auf Ihre Lebenserwartung auswirken, hier die einzelnen Risikofaktoren im Detail.

Rauchen

Es ist keine Überraschung: Die meiste Lebenszeit kostet die Menschen das Rauchen. Verglichen mit einzelnen anderen Risikofaktoren wie Übergewicht, Bewegungsmangel, übermäßiger Alkoholkonsum oder ungesunde Ernährung, zeigt sich der Glimmstängel als sicherster »Sargnagel«. Das Deutsche Krebsforschungszentrum errechnete auf Basis der Heidelberger EPIC-Daten, dass regelmäßiger Zigarettenkonsum Männer im Schnitt etwa neun Lebensjahre kostet und Frauen rund sieben Lebensjahre. Raucht ein Mann mehr als zehn Zigaretten täglich, sind es konkret 9,4 Jahre, die er laut Statistik früher stirbt. Eine Frau verliert unter den gleichen Umständen immerhin noch 7,3 Jahre ihrer Lebenszeit. Selbst ein moderater Konsum von bis zu zehn Glimmstängeln täglich kann immer noch fünf Jahre kosten.

Groß angelegte Studie

Um die Zusammenhänge zwischen Ernährungs-/Lebensstilfaktoren und Krebs sowie anderen chronischen Erkrankungen zu klären, läuft seit 1992 im Rahmen des Forschungsprogramms »Europa gegen Krebs« eine der größten Langzeitstudien weltweit. Von fast 520.000 Teilnehmern werden für die EPIC-Studie (European Prospective Investigation into Cancer und Nutrition) die Gesundheitsdaten von gesunden Menschen ab 40 aus ganz Europa gesammelt. Teil dieser Kohortenstudie ist die EPIC-Heidelberg des Deutschen Krebsforschungszentrums mit rund 25.500 Teilnehmern.

Im Jahr 2014 konsumierten die Deutschen täglich rund 218 Millionen Zigaretten. Bei einem relativ hohen Anteil der Raucher sind es über 20 oder sogar mehr als 40 Zigaretten pro Tag. Solche Vielraucher gelten als stark abhängig und haben folgerichtig ein besonders hohes Risiko für tabakbedingte Krankheiten wie Asthma, Lungenentzündung, Bronchitis und natürlich Lungenkrebs. Die Wahrscheinlichkeit steigt naturgemäß mit der Dauer der »Raucherkarriere«. Wer ein Leben lang raucht, verkürzt damit sein Leben laut Statistik um zehn Jahre! Doch jene, die es schaffen, zwischen dem 25. und 34. Lebensjahr mit dem Rauchen aufzuhören, können wieder die Lebenserwartung eines Nichtrauchers erreichen. Wem das erst zwischen 55 und 64 Jahren gelingt, gewinnt immerhin noch vier Jahre Lebenszeit. Es ist also nie zu spät, das Rauchen aufzugeben!

Wie viel raucht Deutschland?

Aus dem »Tabakatlas Deutschland 2015« des DKFZ geht die erfreuliche Entwicklung hervor, dass die Zahl der Raucher in Deutschland weiter rückläufig ist – vor allem bei den Jugendlichen. Ende der 90er-Jahre rauchten noch knapp 30 Prozent der 12- bis 17-Jährigen. Aktuell sind es nur noch rund 10 Prozent. Ein Drittel dieser Altersklasse hat aber schon einmal Wasserpfeife (Shisha) geraucht.

Experten gehen mittlerweile davon aus, dass in Deutschland mehr als jeder achte Todesfall auf Tabakkonsum zurückzuführen ist. Demnach sterben jährlich etwa 121.000 Menschen an den Folgen des Rauchens. Beim letzten »Tabakatlas« aus dem Jahr 2009 ging man noch von 107.000 Toten aus. Inzwischen werden auch tödliche Fälle von Leberkrebs, Darmkrebs oder Tuberkulose auf den Tabakkonsum zurückgeführt.

Übrigens: Der Anteil von Rauchern ist im Norden der Republik größer als in Süddeutschland. Am höchsten ist er in Berlin (Männer mit 35,1 Prozent, Frauen mit 24,1 Prozent) und am wenigsten rauchen Männer in Baden-Württemberg (26,9 Prozent) und Frauen in Bayern (18,3 Prozent).

Das relative Risiko, an Lungenkrebs zu sterben, hängt vom Zigarettenkonsum pro Tag ab. Britische Ärzte fanden heraus, dass ein Nichtraucher ein Risiko von 1 hat. Wer zwischen einer und 14 Zigaretten am Tag raucht, liegt bei einem relativen Risiko von 7,8; mit 15 bis 24 Zigaretten hat man ein Risiko von 17,4 und bei mehr als 25 Zigaretten pro Tag ein Risiko von 25,1.

Einfach ungesund

Die Häufigkeit des Zigarettenkonsums (Anzahl pro Tag) steht in direktem Zusammenhang mit der Häufigkeit von Lungenkrebs und weiteren elf Krebsarten.

Was macht das Rauchen mit der Lunge?

Im Alter nimmt die Leistungsfähigkeit der Lunge naturgemäß ab. So hat ein 70-Jähriger nur noch 50 Prozent der Lungenkapazität eines 20-Jährigen. Das ist der normale Alternsgang – zumindest ohne besonderes Lungentraining, etwa durch Ausdauersport. Bei Rauchern hingegen baut die Lungenfunktion wesentlich schneller ab. Ein 50-jähriger Raucher kann ein Lungenalter von 75 Jahren haben – das ist nicht ungewöhnlich. Die Gefahr, dann an einer chronisch-obstruktiven Bronchitis (COPD – chronic obstructive pulmonary disease) zu erkranken, ist sehr hoch. Damit verringert sich die Lebensdauer durchschnittlich um fünf bis sieben Jahre. COPD ist eine der häufigsten Todesursachen weltweit, denn die eingeschränkte Lungenfunktion bedingt Entzündungsvorgänge im ganzen Körper, was sich wiederum als hoher Risikofaktor für Herz-Kreislauf-Erkrankungen erweist. Fast die Hälfte aller älteren Raucher ist an der chronisch-obstruktiven Bronchitis erkrankt. Dabei gilt: Je höher die Gesamtzahl der lebenslang gerauchten Zigaretten, desto höher das Risiko, an COPD zu erkranken.

Weitere akute und chronische Beschwerden, die sowohl das Rauchen als auch das Passivrauchen mit sich bringen können, sind: gereizte Atemwege mit Husten und Auswurf, Kurzatmigkeit bei körperlicher Belastung, Reizung der Nase, brennende und tränende Augen, gereizte Schleimhäute, erhöhte Anfälligkeit für Infekte, Kopfschmerzen, Lungenentzündung, Bronchitis, Herz- und Gefäßerkrankungen, koronare Herzkrankheit, Schlaganfall, Krebserkrankungen.

Fazit: Wer ernsthafte Absichten hat, sein biologisches Alter zu senken oder zumindest möglichst gesund und fit zu altern, hat keine Alternative zum absoluten Zigarettenverzicht! Diese erschreckenden Fakten der aktuellen Forschungsarbeiten bezüglich verlorener (gesunder) Lebensjahre und vor allem die Aussicht auf ein verlängertes gutes Leben, könnten Rauchern ja vielleicht helfen, den wichtigen Schritt einer Abgewöhnung zu gehen.

Viele Menschen denken, sie seien gar keine echten Raucher, weil sie nur ab und zu oder nur wenige Zigaretten am Tag rauchen. Doch das ist ein Irrtum. Jede Zigarette zählt – negativ! Schon zwei bis vier Glimmstengel täglich potenzieren das Risiko, an entsprechenden »Raucherkrankheiten« zu erkranken.

Seien Sie ehrlich und schreiben Sie Ihre Antworten nieder:

> **Wie viele Zigaretten pro Tag rauchen Sie?**
>
> ☐ manchmal gar keine
> ☐ 1 bis 5
> ☐ 5 bis 10
> ☐ mehr als 10
>
> Wie lange rauchen Sie schon?
>
> _____

Übrigens: Bereits 14 Tage Zigarettenverzicht entlasten den Organismus merklich. Dann stabilisiert sich der Blutdruck, und die Sauerstoffmenge im Blut steigt. Nach sechs Monaten als Nichtraucher verbessert sich auch spürbar die Kondition und damit das allgemeine Lebensgefühl. Und aufgrund ihrer fantastischen Regenerationsfähigkeit hat sich die Lunge schon nach rund zwei Jahren fast vollständig von den Strapazen des Rauchens (Teerfilm) erholt.

Tipp: Wer mit dem Rauchen aufhören möchte, kann dem Körper bei seiner Entgiftung helfen. Wie? Indem Sie sehr viel trinken, zum Beispiel Brennnesseltee. Die Giftstoffe werden dann hauptsächlich über den Urin ausgeschieden. Und um das Entgiftungsorgan Haut zu unterstützen, empfiehlt sich zwei- bis dreimal die Woche ein Vollbad mit einem basischen Badezusatz.

E-Zigaretten sind keine Alternative

Nikotin ist ein toxischer Pflanzenstoff, der dem menschlichen Körper auf vielfältige Weise schadet: Beispielsweise steigt unter Nikotineinwirkung in den Nieren der Blutdruck. Bedenklich ist, dass die Giftstoffe des Nikotins nicht nur über den Tabakrauch einer normalen Zigarette, sondern ebenso über nikotinhaltige elektronische Inhalationsprodukte aufgenommen werden. Trotzdem werden solche E-Zigaretten Rauchern als harmlose Alternative zur Zigarette und Jugendlichen als Lifestyle-Accessoire angepriesen, ebenso wie Shishas und E-Shishas. Aktuelle Studien zeigen drei gesundheitsgefährdende Faktoren des E-Zigarettenkonsums: Dazu gehören neben dem Chemikaliengemisch aus Trägersubstanzen, Aromen und Nikotin das individuelle Nutzerverhalten und die Gerätetechnik. So steigt zum Beispiel die Konzentration krebserzeugender und möglicherweise krebserzeugender Substanzen wie Formaldehyd und Acetaldehyd im E-Zigaretten-Aerosol mit der Temperatur des Verdampfers. Die wiederum wird von der Batteriespannung des Geräts und vom Verhalten des Nutzers bestimmt.

Quelle: Deutsches Krebsforschungszentrum

Es gibt zwar keinen größeren Lebensstilfaktor bezüglich geraubter Lebensjahre als das Rauchen, doch kostet uns die Kombination mehrerer ungesunder Lebensweisen noch mehr Lebensjahre.

Selten hat ein Mensch nur eine einzige ungesunde Angewohnheit. Deshalb errechneten die deutschen EPIC-Forscher auch die Effekte von mehreren negativen Faktoren gleichzeitig – bezogen darauf, wie viele Jahre sie von der durchschnittlichen Lebenserwartung eines Vierzigjährigen rauben. Das Ergebnis: Wer auf Zigaretten und Alkohol verzichtet, außerdem auf sein Gewicht achtet und nur wenig rotes Fleisch und Wurst verzehrt, lebt als Mann bis zu 17 Jahre (!) und als Frau bis zu 13,9 Jahre länger.

Das günstigste Risikoprofil und damit die größte Lebenserwartung hatten laut Studie Nichtraucher mit einem Body Mass Index (BMI) zwischen 22,5 und 24,9, die außerdem wenig Alkohol tranken, körperlich aktiv waren und wenig rotes Fleisch, dafür aber viel Obst und Gemüse aßen. Diese Menschen dürfen sich im Alter von 40 auf 47,5 (Männer) und Frauen sogar auf 48,7 weitere Lebensjahre freuen.

Alkohol

Wer viel Alkohol trinkt, büßt bis zu drei Jahre seines Lebens ein. Als stark gefährdender Alkoholkonsum gelten mehr als vier Alkoholeinheiten à 12 Gramm pro Tag.

Zum besseren Einschätzen: Eine 330-ml-Flasche Bier (4,8 %) enthält etwa 12,7 Gramm reinen Alkohol. In der aktuellen deutschen Alkoholleitlinie gelten bis zu 24 Gramm Alkohol am Tag für Männer als risikoarm. Das entspricht etwa zwei Gläsern Bier à 0,3 Liter. Frauen ist laut Alkoholleitlinie nur die Hälfte erlaubt, nämlich 12 Gramm; diese Menge befindet sich beispielsweise auch in einem 150-ml-Glas Wein.

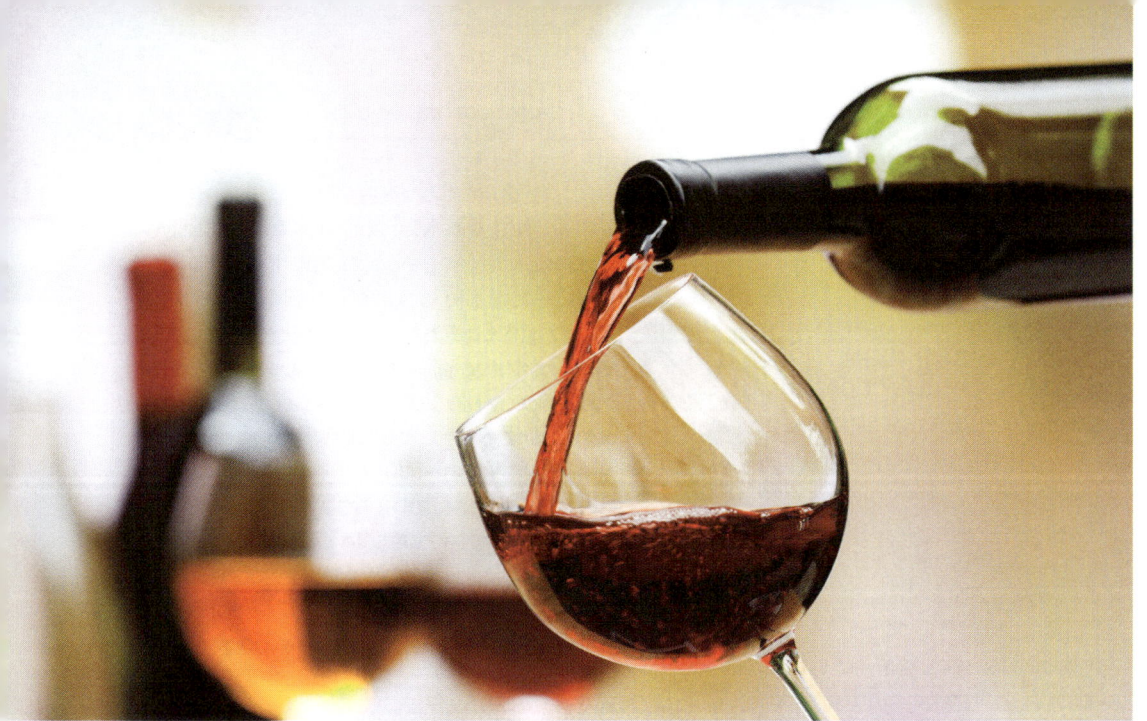

Die Leitlinie betont jedoch, dass Alkohol niemals vollkommen risikofrei konsumiert werden kann. Denn Alkohol ist vor allem ein Zellgift, das viele Organfunktionen und die Erbsubstanz verändert. Alkohol überwindet nämlich jede Barriere im Körper, gelangt über das Blut an jede Zelle und dringt in sie ein. Bei der Verstoffwechselung von Alkohol entstehen Gifte, die gewaltige Schäden anrichten können. Eigentlich ist der Körper in der Lage, kleinere Schäden zu reparieren. Doch Alkohol schädigt bei regelmäßigem Konsum wiederum diese Reparaturmechanismen.

Genuss kommt von genießen

Alkohol ist ein Genussmittel – damit ist alles gesagt: Man sollte Alkohol in kleinen Mengen genießen, zum Beispiel als Highlight zu einem schönen Abendessen oder als Abrundung nach dem Dessert. Um Durst zu löschen, ist Alkohol auf keinen Fall geeignet.

Gesundheitsschädlicher Alkoholkonsum ist übrigens weiter verbreitet als man gemeinhin denkt. In Deutschland etwa trinken rund 9,5 Millionen Menschen so viel Alkohol, dass die Menge ihrer Gesundheit schaden kann – das sind jeder fünfte Mann und fast jede sechste Frau. Etwa 1,3 Millionen Deutsche gelten laut der Drogenbeauftragten der Bundesregierung sogar als alkoholabhängig. Jährlich sterben an direkten oder indirekten Folgen von Alkoholmissbrauch hierzulande 74.000 Menschen.

Zu den ernst zu nehmenden Folgeerkrankungen eines übermäßigen Alkoholgenusses können Fettleber, Alkoholhepatitis, Leberzirrhose, Bauchspeicheldrüsen-, Speiseröhren- und Magenschleimhautentzündung sowie eine Vergrößerung des Herzmuskels und Krampfanfälle gehören. Jeder Rausch zerstört außerdem Millionen von Gehirnzellen. Ebenso sind negative Auswirkungen auf das Herz-Kreislauf-System erwiesen. So kann regelmäßiger Alkoholkonsum zu Herzrhythmusstörungen, Herzmuskelentzündungen und Bluthochdruck führen. Die Gefahr für einen Schlaganfall steigt überproportional, weil der Bluthochdruck von Alkoholgeschädigten oft irreversibel ist.

Dass Alkohol zu den drei schlimmsten Ernährungsgiften gehört – zusammen mit Zucker und glutenhaltigem Getreide –, habe ich auch in meinem 2016 im riva-Verlag erschienenen Buch *Die free-TOX-Diät* ausführlich erklärt.

Fazit: Die vom übermäßigen Alkoholkonsum angerichteten gesundheitlichen Schäden sind sowohl bei Männern als auch bei Frauen dermaßen groß, dass sie ein Menschenleben drastisch verkürzen können. Ganz zu schweigen von der stark verminderten Lebensqualität, die zu viel Alkohol mit sich bringt. Der Genuss von geringen Mengen Alkohol pro Woche sollte nicht gänzlich verteufelt werden. Denn es ist der Missbrauch und vor allem die Kombination mit anderen Risikofaktoren wie Rauchen, Übergewicht und Bewegungsmangel, die sich verheerend auswirken und die unbedingt vermieden werden müssen.

Übergewicht

Ein »gesundes« Gewicht hat ebenso positiven Einfluss auf unsere Lebenserwartung wie Nichtrauchen und Alkoholverzicht. Je näher es am Normalgewicht liegt, desto besser – dabei ist Untergewicht ebenso gesundheitsschädlich wie Übergewicht. Als »normal« gilt laut Weltgesundheitsorganisation ein Body Mass Index (BMI) zwischen 19,5 und 25. Allerdings darf der BMI mit zunehmendem Alter etwas höher liegen. Ab einem BMI von 25 spricht man von Übergewicht, als fettsüchtig (adipös) gilt ein Mensch mit einem BMI ab 30.

In Lebensjahren drückt sich das so aus: Männer mit einem BMI von unter 19 verlieren im Vergleich zu Normalgewichtigen durchschnittlich 3,5 Jahre Lebenszeit, dementsprechend dünne Frauen 2,1 Jahre. Überraschend: Adipositas wirkt sich bei Männern statistisch gesehen etwas weniger negativ aus als Untergewicht. Ein BMI von über 30 verkürzt ihr Leben »nur« um 3,1 Jahre. Bei stark übergewichtigen Frauen verhält es sich anders, sie verlieren 3,2 Jahre gegenüber 2,1 Jahren. Eine immer noch um 1,1 Jahre verkürzte Lebenszeit erwartet Männer mit leichtem Übergewicht (BMI ab 25).

Eine kanadische Studie hat zudem herausgefunden, dass sich überschüssige Pfunde vor allem dann besonders ungünstig auf die Gesundheit bzw. die Lebenserwartung auswirken, wenn sie schon in jungen Jahren angesetzt werden. Danach sterben 20- bis 40-jährige Männer mit einem BMI über 35 – vorausgesetzt, die Fettleibigkeit hält an – durchschnittlich 8,4 Jahre früher als Normalgewichtige im gleichen Alter. Frauen sind nicht ganz so stark betroffen, bei ihnen sind es 6,1 verlorene Jahre. Auch die Folgen einer frühen Fettsucht in Hinblick auf in Gesundheit verbrachte (also beschwerdefreie) Lebensjahre haben die Forscher berechnet: Demnach kostet ein BMI ab 35 die Männer 18,8 gesunde Jahre und Frauen sogar 19,1 gesunde Jahre.

Noch fatalere Auswirkungen hat Übergewicht mit gleichzeitigem Zigarettenkonsum: Wenn fettsüchtige Männer auch noch rauchen, dann verlieren sie fast zwölf Jahre ihrer Lebenszeit und 22 Jahre in Gesundheit. Bei Frauen sind es »lediglich« 6,3 Lebensjahre und 21 gesunde Jahre.

Der Body Mass Index

Der Body Mass Index ist ein Richtwert, der das Körpergewicht in Bezug zur Körpergröße setzt. Die Formel lautet: Körpergewicht in Kilogramm dividiert durch Körpergröße in Meter im Quadrat.

$$BMI = \frac{\text{Körpergewicht kg}}{\text{Körpergröße m}^2}$$

Gesundheitskiller Bauchfett

Welche gesundheitlichen Risiken birgt Körperfett? Man muss wissen, Fett ist nicht gleich Fett. Je nachdem, wo es sich an unserem Körper ansammelt, ist das Gesundheitsrisiko unterschiedlich. Es ist vor allem das Bauchfett, das möglichst vermieden werden sollte. Warum? Wegen des Stoffwechsels. Das Fettgewebe der Bauchregion ist nämlich nicht nur ein Energiespeicher, der dem Körper in Notzeiten als Überlebenshilfe dient. Es hat außerdem die Aufgabe, Hormone, Boten- und Entzündungsstoffe zu produzieren. Das Bauchfett ist also die reinste Hormonfabrik. So ist es logisch, dass die Bauchfettzellen zahlreiche Stoffwechselprozesse beeinflussen. Sie steuern die Funktion des Gehirns, der Leber, der Bauchspeicheldrüse und des Immunsystems. Und das macht sie so problematisch.

Bleibt der Bauchumfang im Rahmen gesunder Maße, sind die körpereigenen Botenstoffe in den richtigen Mengen vorhanden und halten den Stoffwechsel auf Trab. Wächst das Fett in der Region jedoch übermäßig an, verwandelt es sich in eine »tickende Hormonbombe« und bringt den gesamten Stoffwechsel durcheinander.

Hinzu kommt, dass Bauchfett Entzündungsprozesse im Körper fördert und damit das Immunsystem belastet. Gleichzeitig wird dadurch auch die Fettverbrennung behindert. Auf diese Weise verursacht das tiefe Bauchfett nicht nur zahlreiche Erkrankungen, es senkt auch Ihre Leistungsfähigkeit dramatisch.

Inzwischen schätzen Ärzte das individuelle Gesundheitsrisiko eines Menschen sehr gut über den Bauchumfang ein. Werden bestimmte »gesunde« Richtwerte überschritten, so wächst beispielsweise in Kombination mit einer schwachen Muskulatur das Risiko für schwere Gefäß- und Stoffwechselerkrankungen. Die Volkskrankheit Diabetes ist u. a. eine der Folgen von zu viel Bauchfett; weitere Folgen sind Bluthochdruck, Herzinfarkt, Schlaganfall und verschiedene Krebsformen.

Fazit: Übergewicht, aber vor allem das Fett in der Bauchregion, haben dramatischen Einfluss auf unser biologisches Alter. Das zeigt übrigens auch die hohe Minuspunktzahl, die ein Überschreiten der Bauchumfang-Richtwerte im »Alterstest« ab Seite 27 (Frage 5) ergibt. Wer übergewichtig ist und sein biologisches Alter senken und seinen Organismus nachhaltig entlasten möchte, dem bleibt also nichts anderes übrig, als bewusst abzunehmen. Mit einer gesunden Ernährung, wie ich sie ab Seite 96 empfehle, und ausreichend Bewegung (Tipps ab Seite 134), sollte es nicht allzu schwer sein – helfen werden Ihnen auch die Tipps zur Verhaltensänderung ab Seite 58. Nur Mut – jedes Kilo weniger zählt!

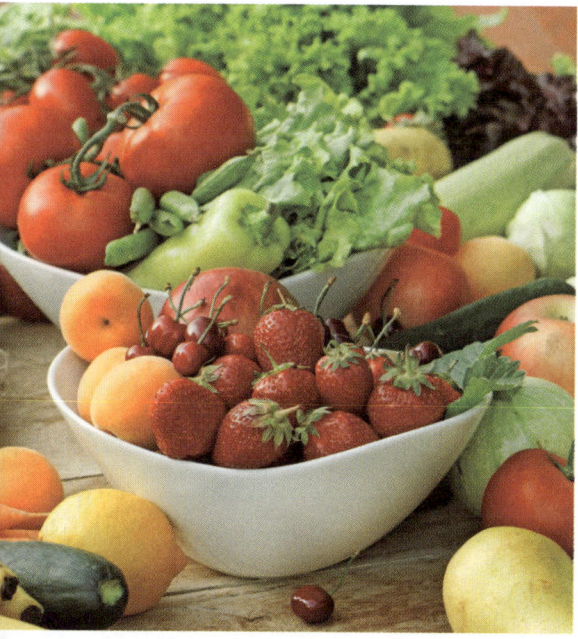

Stress – Körperliche und psychische Belastungen

Kaum ein Begriff beschreibt unsere beschleunigte moderne westliche Lebensart besser als »Stress«. Der Volksmund meint damit: zu wenig Zeit, viel zu tun, überfordert sein und kaum die Möglichkeit haben, zu entspannen und sich zu erholen. Zusammengefasst also eine allgemeine *Über*lastung, die als stark *belastend* empfunden wird – entweder weil kein Ende in Sicht ist und/oder weil der Betroffene sich den Anforderungen, die man an ihn stellt, nicht oder nur unzureichend gewachsen fühlt. Wer sagt: »Ich bin im Stress«, beschreibt demnach einen gemeinhin als negativ empfundenen Zustand und will vermitteln: Ich habe keine Zeit oder keine Kapazitäten frei – wofür auch immer. Damit einher geht in der Regel ein starker psychischer Druck, der möglicherweise zunächst kaum oder gar nicht wahrgenommen wird, obwohl er sich unter Umständen schon körperlich auswirkt. Und das kann durchaus von erheblicher Bedeutung sein. Denn inzwischen hat die Forschung herausgefunden, dass diese Art von Überlastung – sofern sie über einen längeren Zeitraum anhält – den Alterungsprozess enorm beschleunigen kann. Das passiert unter Umständen schon nach etwa einem Jahr. Wissenschaftler haben aufgezeigt, dass die neurobiologischen Auswirkungen von Stress auf das Gehirn deutlich dem üblichen Alterungsprozess ähneln. Das Ausmaß negativer Folgen hängt dabei stark vom Alter des Betroffenen ab. Je jünger der gestresste Mensch ist, desto leichter regenerieren sich seine Nervenzellen. In späteren Jahren jedoch lässt sich eine umfassende Zerstörung von Nervenzellen durch übermäßigen Stress nicht mehr rückgängig machen!

Aufgrund von Stress gehen jedoch nicht nur eine ganze Menge Nervenzellen verloren, vielmehr hinterlässt er auch Spuren in den verbleibenden Zellen. So haben Untersuchungen gezeigt, dass die Telomere bei anhaltender stressverursachter psychischer Belastung schneller schrumpfen als unter »normalen«

Umständen des Älterwerdens. Die Länge der Telomere ist ein geeigneter Parameter, um das biologische Alter eines Menschen ziemlich exakt zu bestimmen. Je kürzer diese Schutzkappen der (unser Erbgut enthaltenden) Chromosomen sind, desto größer ist die Gefahr, an altersbedingten Erkrankungen wie Demenz, Herz-Kreislauf-Problemen, Diabetes oder Krebs zu erkranken. Bei stressgeplagten Personen wurden im Rahmen einer Langzeitstudie derart stark verkürzte Chromosomen-Enden festgestellt, dass ihre Zellen biologisch rund zehn Jahre älter waren als bei den Menschen in der Vergleichsgruppe mit deutlich entspannterem Lebensstil.

Eine solche enorm beschleunigte Zellalterung, so vermuten Forscher, ist die Folge einer stark erhöhten Produktion freier Radikale – ausgelöst durch Stresshormone. Freie Radikale greifen unsere Zellen an und schädigen sie. Der Körper ist dann extremem oxidativem Stress ausgesetzt. Wie sehr sich dieser auf das Altern auswirkt, wurde bereits auf Seite 13–14 im Zusammenhang mit der »Theorie der Freien Radikalen« beschrieben. Wie sich der Körper von Natur aus dagegen schützt und durch welches Verhalten Sie diesen Stress vermeiden oder zumindest reduzieren können, lesen Sie ab Seite 70.

Im Körper passiert Folgendes: In typischen Stresssituationen, die wohl jeder aus seinem Alltag kennt, schüttet der Körper vermehrt die Stresshormone Adrenalin, Noradrenalin und Kortisol aus. Gleichzeitig steigen Herzfrequenz und Blutdruck. Sinn und Zweck dieses Automatismus ist, den Organismus in Sekundenschnelle in

höchste Alarmbereitschaft zu versetzen. Organe und Muskeln sind nun darauf vorbereitet, jederzeit körperliche Höchstleistung zu vollbringen – wie es in grauer Vorzeit auf der Jagd, im Kampf und auf der Flucht überlebensnotwendig war. Der Unterschied zur Gegenwart ist, dass sich damals die Stress auslösende Situation nach einer gewissen Zeit auch wieder beruhigte. Entweder war das Mammut erlegt, der Kampf gegen den Feind gewonnen/verloren oder die Flucht geglückt. Entspannung kehrte nicht nur im Außen, sondern auch im Innen wieder ein. Die Hormonproduktion fuhr dann zurück, Organe, Muskeln und Geist konnten sich entspannen – bis zum nächsten Mal.

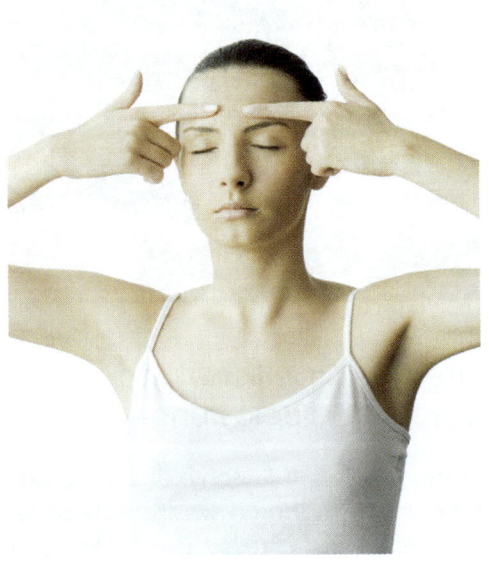

Heute sind Menschen aufgrund der permanenten Anforderungen unserer westlichen Lebensart einer Dauerspannung ausgesetzt, die anhält und sich eben nicht mehr beruhigt. Und das hat fatale

Folgen für den Körper. Denn der fährt unter solchen Umständen alle eigentlich nur kurzzeitig verzichtbaren Funktionen herunter, um seine komplette Energie zum Meistern der erwarteten »Gefahrensituation« zur Verfügung zu haben – allerdings wegen der permanenten Habachtstellung für eine zu lange Zeit. Beispielsweise werden die Magen-Darm-Tätigkeit und die Immunabwehr gedrosselt. Das bedeutet, die Verwertung von Nährstoffen und Vitaminen läuft dauerhaft auf Sparflamme, und der Körper und seine Zellen werden gar nicht bis unzureichend versorgt. Gleichzeitig vernachlässigt das Immunsystem seine Schutz- und Reparaturfunktion. Es ist nicht schwer, sich auszurechnen, was passiert, wenn dies über einen längeren Zeitraum passiert, weil man sich im Dauerstress befindet: Der Organismus und die Zellen nehmen Schaden – Betroffene altern schneller und werden häufiger krank. Zahlreiche Untersuchungen belegen, dass dauergestresste Menschen vor allem unter Herz-Kreislauf-Problemen, Kopfschmerzen und Sodbrennen leiden. Organische Erkrankungen können sein: Magengeschwüre und Bluthochdruck bis zum Herzinfarkt. Aber auch Schlafstörungen, Antriebslosigkeit, Konzentrationsschwäche und Depressionen sind mögliche Folgen permanenter psychischer und physischer Überlastung.

Gleichzeitig führt das permanente Überangebot an Stresshormonen zu physiologischen und anatomischen Veränderungen im Gehirn, weil Cortisol dort wichtige Zellen angreift. Vor allem in der Region, die für das Kurzzeitgedächtnis und die Konzentrationsfähigkeit zuständig ist – im Hippocampus. Man kennt das: Gestresste Menschen werden vergesslich, sind nervös und zerstreut.

Je länger der Stress anhält, desto verheerender sind die Folgen. Nach mehreren Monaten etwa besteht die Gefahr, dass große Mengen an Nervenzellen im Gehirn komplett absterben. Das ist deshalb so fatal, weil sie nicht wie übliche Körperzellen reproduziert werden. Gewissermaßen bedeutet das: Wer sich über Jahre hinweg anhaltendem Stress aussetzt, wird immer dümmer. So erklärt die Wissenschaft beispielsweise auch den Zusammenhang zwischen beginnender Demenz und psychischer Permanentbelastung.

Geistiges Altern

Die Auswertung einer schwedischen über mehrere Jahrzehnte laufenden Studie ergab, dass das Risiko für eine Demenzerkrankung umso höher ist, je häufiger man psychischen Belastungen im Alltag ausgesetzt ist. Hoffnung macht allerdings die bis ins hohe Alter funktionierende Anpassungsfähigkeit unseres Gehirns. Die sogenannte Neuroplastizität beschreibt die Fähigkeit des Gehirns, jederzeit neue Verschaltungen und Synapsen zu bilden. Das heißt, auch wer in seinem Leben schon viel Dauerstress hatte, kann mit Hirntraining gegen das beschleunigte Altern steuern. Lernen Sie etwas Neues – eine neue Sprache, ein Instrument, Tanzen –, und Sie arbeiten Stressschäden wirkungsvoll entgegen.

Zellgeschehen bei Stress

Im Zellkern befinden sich Chromosomen mit unserer DNA. Deren Enden sind mit Kappen geschützt. Diese Schutzkappen heißen Telomere. Teilt sich nun die Zelle, verkürzen sich die Kappen jedes Mal um einige Bausteine. Nach rund 50 Zellteilungen erreichen sie eine kritische Länge, sodass die Zellteilung eingestellt werden muss – die Zelle stirbt ab. Dieses Stadium erreichten Studienteilnehmerinnen im Dauerstress deutlich früher als die entspanntere Vergleichsgruppe. Das Ergebnis ist erschreckend: Die Zellen der Probandinnen mit der höchsten Belastung waren biologisch gesehen neun bis 17 Jahre älter als die der weniger Stressgeplagten.

Die gute Nachricht: Der beschleunigte Abbau der Telomere bei starker psychischer Belastung lässt sich durch einen gesunden Lebenswandel verlangsamen. Das heißt, wer großem Stress im Alltag ausgesetzt ist, gleichzeitig aber körperlich aktiv ist, gesund schläft und sich ausgewogen ernährt, braucht deutlich weniger Schäden an seinen Zellen zu befürchten.

Was bedeutet Stress?

Die wissenschaftliche Definition stammt aus den 1930er-Jahren und wurde vom Pionier der Stressforschung, dem österreichischen Arzt Hans Selye, geprägt. Sein Konzept des allgemeinen Anpassungssyndroms umfasst die Reaktionsmuster des menschlichen Körpers auf Stressreize. Stress wird darin als »Alarmstufe Rot« des Organismus beschrieben, die den Körper in eine erhöhte Leistungsbereitschaft bringt.

Auslöser für Stress (Stressoren) gibt es viele: hohe Anforderungen in Beruf und Privatleben, Überforderung und Überlastung, das Gefühl von Hilflosigkeit und Ohnmacht, Lärm, Infektionen, Krankheit, Hunger etc.

Die Anpassung des Körpers an den eigentlichen Ausnahmezustand »Stress« verläuft in drei Schritten:

1. Alarmreaktionsphase
2. Widerstandsphase
3. Erschöpfungsphase

Zuerst reagieren Nebennierenrinde und Nebennierenmark mit einer verstärkten Ausschüttung von Stresshormonen. Das erhöht sowohl den Blutzuckerspiegel als auch Blutdruck und Puls. Dann versucht der Organismus, seine Funktionen der Stresssituation anzupassen, und vernachlässigt dabei seinen Widerstand gegenüber anderen Angreifern (Stressoren) – das schwächt das Immunsystem, die Anfälligkeit für Krankheiten steigt. In der Erschöpfungsphase ist die Abwehrkraft dann dermaßen geschwächt, dass sich organische Erkrankungen einstellen können.

Im allgemeinen Sprachgebrauch wird Stress heutzutage als negativ empfunden und beschrieben. Die belastenden und auf Dauer schädlichen Situationen nennt man Disstress. Allerdings gibt es auch einen positiven Stress – den Eustress. Hans Selye beschreibt ihn als notwendige und positiv erlebte Aktivierung des Organismus. Ob man einen herausfordernden Zustand als Disstress oder Eustress erlebt, ist individuell sehr verschieden und hängt davon ab, ob der Betreffende ihn als positiv oder negativ bewertet, ob er sich der jeweiligen Situation gewachsen fühlt, ob er sich freiwillig in die Situation begeben hat und wie lange eine als negativ empfundene Belastung andauert.

Psychische Gesundheit

Nach dem aktuellen Bericht des BKK-Bundesverbands steht Burn-out als Ursache für Arbeitsunfähigkeitstage in Deutschland an zweiter Stelle hinter Skelett- und Muskelerkrankungen – die übrigens häufig ebenfalls auf psychische Belastungen zurückzuführen sind. (Das Burn-out-Syndrom oder Ausgebranntsein beschreibt einen Zustand völliger emotionaler und psychischer Erschöpfung bei reduzierter körperlicher Leistungsfähigkeit.)

Aber nicht nur aus volkswirtschaftlichen und ökonomischen Gründen ist es geboten, wirkungsvolle Maßnahmen für die psychische Gesundung der Betroffenen einzuleiten. Vielmehr geht es eben auch um ein Verlangsamen des Alterungsprozesses beziehungsweise um das Ziel, möglichst gesund zu altern. Ohne psychische Gesundheit lässt sich dieses Ziel unter keinen Umständen erreichen. Was aber versteht man unter psychischer Gesundheit? Die Definition der Weltgesundheitsorganisation lautet: »Zustand des Wohlbefindens, in dem

eine Person ihre Fähigkeiten ausschöpfen, die normalen Lebensbelastungen bewältigen, produktiv arbeiten und etwas zu ihrer Gemeinschaft beitragen kann.«

Jeder Mensch kann psychische Gesundheit unterschiedlich wahrnehmen: Für viele heißt das beispielsweise, dass sie vor psychischen Krankheiten wie Depressionen oder Angststörungen verschont bleiben. Andere verstehen darunter, dass sie das Leben genießen können und sich künftigen Herausforderungen gewachsen fühlen. Der Dachverband der Betriebskrankenkassen gibt ebenfalls eine Antwort auf die Frage, was psychische Gesundheit ist: »Die psychische Gesundheit ermöglicht uns, das Leben zu genießen und gleichzeitig Schmerzen, Enttäuschungen und Unglück zu überwinden. Sie ist eine positive Lebenskraft und ein tiefer Glaube an unsere eigene Würde und unseren Selbstwert.«

Zärtlichkeit hilft gegen Stress

Dafür sorgt das Bindungshormon Oxytocin. Es gilt unter Wissenschaftlern als bestes und zuverlässigstes Mittel gegen Stress, weil es das Stresshormon Cortisol senkt und Angstgefühle reduziert. Die Ausschüttung wird angeregt durch Hautkontakt und jede Form von Zärtlichkeit, wie Massagen oder Streicheln, aber auch durch Sex mit einem Partner. Mehr dazu erfahren Sie im Kapitel Sexualität ab Seite 94.

Antistressor: Lächeln

Übrigens: Lächeln Sie mal wieder – einfach so, ohne Grund. Denn ein Lächeln setzt Glückshormone frei und stoppt augenblicklich die Ausschüttung von Stresshormonen. Es löst außerdem nicht nur beim Empfänger Glücksgefühle aus, sondern ebenso beim Lächelnden selbst. Probieren Sie es aus! Schon beim Hochziehen der Mundwinkel entsteht automatisch ein Wohlgefühl, das sich positiv direkt auf das Immunsystem auswirkt. Die Glücksforschung weiß: Je fröhlich lächelnder die Menschen, desto stärker ihre Immunabwehr.

Hier biete ich Ihnen wieder einen Test an, der Ihnen aufzeigen soll, in welchem individuellen Zustand von Anspannung Sie sich zurzeit befinden. Sind Sie eher ausgeglichen, schon leicht angespannt oder dauergestresst mit Neigung zur vitalen Traurigkeit? Ein bestimmtes Maß an Stress lässt sich in unserer beschleunigten Welt ja gar nicht vermeiden. Wichtig ist herauszufinden, ob Sie die »normalen« Aufs und Abs des Lebens mit entsprechender Achtsamkeit bewusst auch wieder ins Lot bringen können oder ob Körper und Geist möglicherweise nicht mehr widerstandsfähig genug sind, um die Belastungen zu kompensieren. Dann könnte es sich bereits um eine Vorstufe zur Depression handeln. Ist das der Fall, sollten Sie sich dringend weitere Schritte überlegen, um Ihren Alterungsprozess zu verlangsamen. Finden Sie es heraus, indem Sie die folgenden Fragen ehrlich und möglichst zügig, ohne lange zu überlegen, beantworten.

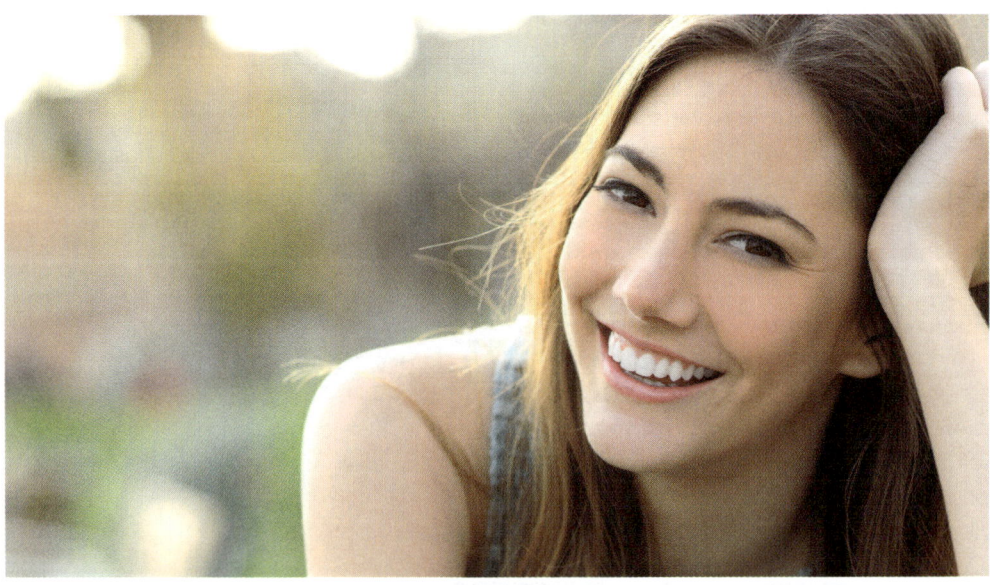

Test: Wie stark deprimiert sind Sie?

Wie stark deprimiert sind Sie? Können Sie allein mit Ihren depressiven Verstimmungen fertig werden oder benötigen Sie die Hilfe eines erfahrenen Therapeuten? Das sind wichtige Fragen! Hier ein einfacher, aber sehr zuverlässiger Test, mit dessen Hilfe Sie in wenigen Minuten selbst herausfinden können, wie depressiv Sie sind.

Lesen Sie sorgfältig jede Feststellung, die unter den Buchstaben A bis R steht. Streichen Sie jeweils nur eine der angegebenen Feststellungen an. Wenn keine 100-prozentig auf Sie zutrifft, dann entscheiden Sie sich für diejenige, die noch am ehesten zutrifft. Kreuzen Sie bei jedem Buchstaben nur eine Feststellung an und lassen Sie keinen Buchstaben aus.

A.

0 Ich habe kaum oder keine Probleme mit dem Einschlafen.

1 Wenn ich ins Bett gehe, liege ich manchmal noch einige Zeit wach und kann nicht einschlafen.

2 Es fällt mir abends meist sehr schwer einzuschlafen.

3 Ich schlafe ganz schlecht ein und wache sehr früh auf.

B.

0 Mein Appetit ist gut.

1 Mein Appetit hat nachgelassen.

2 Mein Appetit hat stark nachgelassen.

3 Ich mache mir kaum mehr etwas aus dem Essen.

C.

0 Quälende Gedanken habe ich nicht.

1 Ich grüble manchmal.

2 Es quälen mich häufig dieselben Gedanken und Fragen.

3 Ich kann einfach nicht abschalten. Immer wieder muss ich fast zwanghaft an dieselben Dinge denken.

D.

0 Ich bin meist konzentriert bei meiner Arbeit.

1 Ich schweife oft von meiner Arbeit ab.

2 Selbst bei kleinen Dingen kann ich mich kaum konzentrieren.

3 Ich bin unfähig, überhaupt etwas zu tun.

E.

0 Meine Arbeit geht mir leicht von der Hand.

1 Ich werde schnell müde bei der Arbeit.

2 Es kostet mich eine Menge Überwindung, etwas zu tun.

3 Ich kann mich überhaupt nicht aufraffen, etwas zu tun.

F.

0 Ich bin meist ausgeglichen und fühle mich wohl.

1 Ich habe manchmal eine leicht traurige Stimmung.

2 Ich bin die meiste Zeit deprimiert.

3 Ich bin so deprimiert und unglücklich, dass ich es kaum mehr ertragen kann.

G.

0 Ich halte mich nicht für weniger wert als andere.

1 Ich fühle mich manchmal minderwertig.

2 Ich habe häufig das Gefühl, weniger wert zu sein als andere.

3 Ich fühle mich total minderwertig und als Versager.

H.

0 Ich mache mir keine Sorgen um meine Gesundheit.

1 Ich mache mir manchmal Sorgen um meine Gesundheit.

2 Ich mache mir ständig Sorgen um meine Gesundheit.

3 Ich kann an fast nichts anderes mehr denken als an meine Gesundheit.

I.

0 Ich denke nicht darüber nach, mir etwas anzutun.

1 Manchmal denke ich daran, aber ich würde es nicht tun.

2 Ich denke oft daran, mir das Leben zu nehmen.

3 Wenn ich nicht so feige wäre, hätte ich mir schon längst das Leben genommen.

J.

0 Ich habe keine Schwierigkeiten, mich zu entscheiden.

1 Ich versuche, Entscheidungen aus dem Weg zu gehen.

2 Ich kann mich nur schwer für etwas entscheiden.

3 Ich kann mich überhaupt nicht mehr für etwas entscheiden.

K.

0 Ich interessiere mich für meine Mitmenschen.

1 Ich habe das Interesse an meinen Mitmenschen etwas verloren.

2 Ich mache mir im Vergleich zu früher wenig aus meinen Mitmenschen.

3 Die anderen sind mir gleichgültig.

L.

0 Ich habe keine Veränderung in meinem sexuellen Interesse festgestellt.

1 Ich habe das Interesse daran etwas verloren.

2 Ich mache mir nicht mehr viel daraus.

3 Ich habe das Interesse daran gänzlich verloren.

M.

0 Ich mache mir so gut wie nie Schuldgefühle.

1 Ich mache mir manchmal Schuldgefühle.

2 Ich quäle mich häufig mit Schuldgefühlen.

3 Ich mache mir ständig Schuldgefühle.

N.

0 Ich bin im Großen und Ganzen mit mir zufrieden.

1 Ich habe einiges an mir auszusetzen.

2 Ich mache mich häufig »klein« und werte mich ab.

3 Ich verurteile mich und kann mich nicht ausstehen.

O.

0 Ich kann mich noch genauso an manchen Dingen erfreuen wie früher.

1 Irgendwie macht mir vieles weniger Spaß als früher.

2 Bei dem meisten, was ich tue, verspüre ich keine Befriedigung.

3 Alles erscheint mir sinnlos.

P.

0 Ich sehe zuversichtlich in die Zukunft.

1 Manchmal bin ich eher pessimistisch bezüglich meiner Zukunft.

2 Ich glaube nicht, dass sich an meinem gegenwärtigen Zustand etwas ändert.

3 Ich sehe für meine Zukunft alles schwarz.

Q.

0 Ich bin nicht gereizter als sonst.

1 Ich fahre schneller aus der Haut als früher.

2 Ich rege mich ständig auf und bin gereizt.

3 Mich lässt alles kalt und berührt mich nicht.

R.

0 Ich glaube daran, dass sich mein momentaner Zustand verbessert.

1 Ich habe meine Zweifel, ob mir jemand helfen kann.

2 Ich habe die Hoffnung fast aufgegeben, wieder gesund zu werden.

3 Mir ist nicht mehr zu helfen. Ich bin ein hoffnungsloser Fall.

Auswertung

Haben Sie bei jedem Buchstaben eine Feststellung angekreuzt?

Zählen Sie nun die Punkte derjenigen Feststellungen zusammen, die Sie angekreuzt haben. Aus der folgenden Tabelle können Sie ersehen, was Ihre Gesamtpunktzahl aussagt.

Gesamtpunktzahl	Ausmaß Ihrer depressiven Verstimmung
0 – 8	Kein Grund zur Besorgnis. Ihre Stimmungsschwankungen sind ganz normal.
9 – 14	Ihre Stimmungsschwankungen beeinträchtigen Sie manchmal im Alltag.
15 – 19	leichte Depressionen
20 – 30	mittlere Depressionen
31 – 40	schwere Depressionen
ab 41	sehr ernsthafte und schwere Depressionen

(Quelle: Rolf Merkle: »Nie mehr deprimiert«)

Sollten Sie bei diesem Test höhere Punktzahlen haben, scheuen Sie sich nicht, professionelle Hilfe in Anspruch zu nehmen. Doch es muss nicht so weit kommen. Überlegen Sie, welche Umstände, die zu Stress bei Ihnen führen, Sie selbst ändern können.

Finden Sie erst einmal heraus, welche Dinge das sind. Krankmachender Stress entsteht nicht von heute auf morgen. Das ist ein langsamer Prozess. Häufig tragen Kleinigkeiten, zum Beispiel in der Arbeit, erheblich zu einer permanenten Belastung bei. Vielleicht hilft es Ihnen ja schon, wenn Sie Ordnung in Ihren E-Mail-Eingang bringen, Ihren Schreibtisch doch einmal aufräumen oder wenn Sie eine To-do-Liste erstellen? Weitere Tipps sind:

- Lernen Sie, konsequent zu sein. Dienst ist Dienst und Schnaps ist Schnaps. Vermeiden Sie es, nach Feierabend ständig an die Arbeit zu denken oder über sie zu reden. Andernfalls setzen Sie Ihren gesunden Schlaf und die entsprechende Erholung aufs Spiel. Auch Überstunden sollten die Ausnahme bleiben!

- Planen Sie Ihren Tag. Unter Druck verliert man leicht den Überblick und bekommt das Gefühl, nicht alles schaffen zu können. Schreiben Sie sich eine To-do-Liste mit entsprechenden Prioritäten. Dann sind Sie immer organisiert und wissen genau, was als Nächstes zu tun ist. Und am Ende sind die wichtigsten Dinge getan.

- Ohne Entspannung geht es nicht – Erholungsphasen müssen sein. Essen,

Nikotin oder Alkohol bringen allerdings keine Entspannung, höchstens Übergewicht und Krankheiten. Bewegen Sie sich in Ihren Pausen an der frischen Luft, das hilft, zur Ruhe zu kommen und Probleme aus einem anderen Blickwinkel betrachten zu können.

- Drosseln Sie Ihre Erwartungen – an sich selbst und an andere. Denn Stress entsteht häufig aus der eigenen Einstellung heraus. Verlangen Sie nicht zu viel von sich, von Kollegen oder Familienmitgliedern. Orientieren Sie sich an Zielen, die Sie und die anderen realistisch erreichen können.

- Lernen Sie, Nein zu sagen. Klare Grenzen zu ziehen, sowohl bei Kollegen als auch bei Familienmitgliedern, nimmt viel vom Druck.

- Sprechen Sie über Probleme. Es ist keine Schande und kein Beweis für Versagen, Kollegen oder Freunde um Hilfe zu bitten. Im Gegenteil. Es nimmt den Stress und verbessert Beziehungen zum Beispiel zu Kollegen.

Schlaf – Regeneration

Immer wieder wurde bisher betont, dass ein guter Schlaf und angemessene Erholung ebenso zu einem gesunden Lebensstil gehören wie ausgewogene Ernährung, Verzicht auf Alkohol und Nikotin, Stressminderung oder ausreichende Bewegung. Es ist jedoch ein Phänomen unserer »stressgeplagten Zeit« (schneller, höher, weiter), dass immer mehr Menschen eben keinen gesunden Schlaf, geschweige denn ausreichend davon bekommen.

Schlafmangel ist zu einer echten Zivilisationskrankheit geworden. Schlafstörungen sind inzwischen so verbreitet, dass Schlaflabore und Schlafzentren Hochkonjunktur haben. Das ist eine äußerst fatale, weil gesundheitsschädliche Entwicklung. Aufgrund der im vorigen Kapitel beschriebenen weitverbreiteten starken Belastung der Menschen durch Stress und psychischen Druck ist es immens wichtig und wird immer wichtiger, sich im Schlaf ausreichend zu erholen.

Denn beim Schlafen regeneriert sich der Mensch sowohl körperlich als auch geistig. Der Schlaf ist sozusagen die Energie-Tankstelle für den nächsten Tag. Ein gesunder, erholsamer Schlaf bringt aber nicht nur neue Energie, sondern verlängert auch das Leben. Warum? Weil der Körper im Schlaf die meisten Wachstumshormone ausschüttet. Und ohne sie gibt es keine Zellerneuerung und auch kein Muskel-, Haut- und Haarwachstum. Gleichzeitig ist Schlaf der einzige Zustand, in dem unser Gehirn zur Ruhe kommt und sich reorganisieren kann. Das heißt, im Schlaf manifestiert das Gehirn sein Wissen – neu Gelerntes wird während des Schlafens abgespeichert und verarbeitet, Unnötiges aussortiert und gelöscht. Außerdem stärkt ein guter Schlaf die körpereigene Immunabwehr.

Wer also dauerhaft zu wenig und zu schlecht schläft, altert schneller, wird leichter krank und vergisst mehr.

Wie verläuft ein gesunder Schlaf?

Der Mensch schläft nicht etwa über mehrere Stunden gleichförmig dahin. Vielmehr verläuft der Schlaf in verschiedenen Stadien. Die Schlafforschung identifiziert fünf Schlafstadien, die sich in mehreren Zyklen pro Nacht wiederholen – und übrigens sowohl bei gesunden Schläfern als auch bei Schlafgestörten jede Nacht unterschiedlich ausgeprägt vorkommen:

Der entspannte Wachzustand

Sobald wir die Augen schließen und im entspannten Wachzustand liegen, fühlen wir uns behaglich und gemütlich, nur schlüssig denken können wir nicht mehr.

Das Einschlafen

Nach einer bestimmten Zeit – bei einem gesunden Schläfer sind es nur wenige Minuten – setzt das Einschlafstadium (Non-REM-Stadium 1) ein. Der Schläfer befindet sich jetzt in einem Übergangsstadium zwischen Wachen und Schlafen. Merkwürdige Bilder und Gedanken, sogenannte hypnagoge Halluzinationen, können jetzt auftauchen. Oft kommt es auch vor, dass man aufwacht und gar nicht genau sagen kann, ob man bereits geschlafen hatte oder nicht. Die Phase ist grundsätzlich von sehr kurzer Dauer und das Bewusstsein noch weitgehend aktiv. Zehn Prozent unserer Nachtruhe verbringen wir im entspannten Wachzustand und im Einschlafstadium (Stadium 1).

Der leichte Schlaf

In Stadium 2 beginnt der Körper, sich nach außen hin abzugrenzen. Unsere Augen sind jetzt unbeweglich, die Lider flattern nicht mehr, sondern sind fest geschlossen. Auch die Muskelspannung hat im Vergleich zum Wachzustand deutlich abgenommen. Das Stadium 2 sehen die meisten Schlafforscher als den eigentlichen Schlafbeginn, auch wenn das Bewusstsein noch so weit aktiv ist, dass man leicht aufzuwecken ist. Menschen, die unter erhöhtem Stress und unter Einschlafproblemen leiden, glauben, dass sie nach dem Aufwachen aus Stadium 2 noch gar nicht geschlafen haben. In diesem Schlafstadium verbringen Erwachsene gut 50 Prozent ihrer Nachtruhe.

Der Tiefschlaf

Mit dem Eintauchen des Schläfers in die Stufen 3 und 4 setzt der Tiefschlaf ein – der Übergang von Stadium 2 bis 4 ist fließend. Der Muskeltonus ist niedrig und signalisiert Entspannung, die Augen bewegen sich nicht. Der Blutdruck sinkt, Atmung und Herzschlag verlangsamen sich. Jetzt werden wir nicht mehr so leicht wach. Alle Körperfunktionen sind reduziert und auf Regeneration und Reparatur eingestellt. Jetzt läuft das Immunsystem auf Hochtouren. Der Organismus produziert mehr vom Baustoff Eiweiß und schüttet fast den gesamten Tagesbedarf an Wachstumshormonen aus. Mit deren Hilfe können sich die Körperzellen teilen und reparieren. Insofern gilt das Stadium des Tiefschlafs als maßgeblich für die Erholung des Körpers.

Die Gesamtdauer des Tiefschlafs ist bei allen Menschen in etwa gleich, er tritt vor allem in den ersten drei Stunden des Schlafs auf. Ein Erwachsener verbringt etwa 20 Prozent der Nacht in diesem Schlafstadium. Im Alter verkürzen sich die Tiefschlafphasen.

Das REM-Stadium

Ein besonderes Stadium während unserer Nachtruhe ist der REM-Schlaf. Er folgt auf den Tiefschlaf, der etwa 80 bis 100 Minuten nach dem Einschlafen endet. Meist geht dieses Ende mit einer Veränderung der Schlafhaltung einher. Damit verfallen wir wieder in den Leichtschlaf, ähnlich wie in Stadium 2. Die Muskelspannung kommt fast völlig zum Erliegen, nur die lebenswichtigen Muskeln wie etwa Herz und Zwerchfell arbeiten weiter. Es treten heftige, rasche Augenbewegungen bei geschlossenen Lidern auf. Herz- und Atemfrequenz nehmen zu, der Blutdruck steigt, bei einem Mann kommt es in einer REM-Phase zu einer Erektion, bei einer Frau nimmt die klitorale Durchblutung zu. Diese erste REM-Periode der Nacht dauert meist nur einige Minuten. Bei Säuglingen und Kleinkindern treten die REM-Phasen wesentlich häufiger auf.

Der REM-Schlaf wird auch als Traumschlaf bezeichnet, denn wer in diesem Stadium geweckt wird, kann sich in den meisten Fällen an einen Traum erinnern. In den periodisch wiederkehrenden Traumphasen geht das Gehirn noch einmal die Ereignisse des Tages durch. Unser Unterbewusstsein bewältigt seelische Probleme, ohne dass ihm das Bewusstsein dabei im Wege steht. Zudem sorgt das Gehirn dafür, dass die Skelettmuskulatur völlig entspannt ist und wir während unseres REM-Schlafs bewegungslos daliegen.

Doch der REM-Schlaf ist nicht nur für die Erholung von Geist und Seele, sondern auch für Lernprozesse zuständig, so die Forscher. Die Ergebnisse zur Entstehung

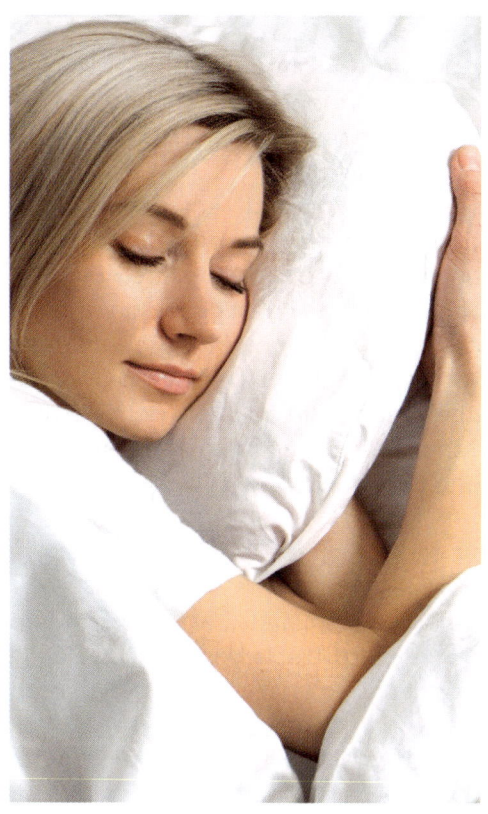

Insgesamt lässt sich feststellen, dass die natürliche Schlafphysiologie des Menschen mit ihren unterschiedlichen Schlafstadien eine ganzheitliche Bedeutung für unseren Organismus hat.

Mehrere Schlafzyklen pro Nacht

Für einen erholsamen Schlaf sind mehrere Faktoren entscheidend: Zum einen gibt es für die Schlafstadien eine bestimmte zeitliche Verteilung, zum anderen eine bestimmte Reihenfolge, in der sie im günstigsten Fall ablaufen sollten. Nach Abschluss des ersten Schlafzyklus schließen sich in der Nacht weitere Abfolgen solcher Schlafzyklen an. Sie dauern jeweils 90 bis 120 Minuten. Dabei wechseln sich Non-REM- und REM-Phasen ab. Eine Abfolge der beiden Stadien wird auch als Zyklus bezeichnet. Pro Nacht durchschlafen wir drei bis fünf solcher Zyklen.

Während zu Beginn der Nacht der Tiefschlaf dominiert und die ersten REM-Schlafphasen noch recht kurz ausfallen, verschwindet gegen Ende der Nacht der Tiefschlaf fast vollständig und die REM-Schlafphasen dauern länger. In der zweiten Nachthälfte beginnen wir auch, uns häufiger zu bewegen, und wir werden leichter wach. Unsere Körpertemperatur steigt an, und ab etwa drei Uhr morgens schüttet die Nebennierenrinde Cortisol aus, um dem Organismus die Energie zum Aufstehen zu geben. Gleichzeitig versiegt der Strom an Wachstumshormonen. Der Körper macht sich bereit für das Aufwachen.

So gilt der Schlaf vor der ersten REM-Phase als »goldener Schlaf«, weil er tatsäch-

und Festigung von Gedächtnisleistungen im REM-Schlaf lassen diesen Rückschluss zu. Allerdings sind einige Wissenschaftler davon überzeugt, dass wir ausschließlich deshalb schlafen, damit sich unser Gehirn erholen kann.

Studien zeigten, dass Personen, die am REM-Schlaf gehindert wurden, zwar in der Lage waren, routinemäßige Aufgaben zu bewältigen, bei komplizierten und neuen Herausforderungen jedoch besondere Schwierigkeiten hatten – gegenüber Testpersonen mit ununterbrochenen REM-Schlafphasen. Der REM-Schlaf ist auf jeden Fall essenziell für das reibungslose Funktionieren aller Gehirnfunktionen.

lich der tiefste und regenerativste Abschnitt unserer Nachtruhe ist.

Neu Erlerntes verfestigt sich im Schlaf. Wer also einen Sprachkurs besucht, ein Musikinstrument erlernt oder eine neue Sportart ausprobiert, sollte nachts besonders lange und tief schlafen. Denn für das sogenannte prozedurale Gedächtnis – es ist für die Speicherung motorischer Abläufe zuständig – ist der Schlaf in den ersten 24 Stunden nach der Lernerfahrung entscheidend.

Kurze Wachphasen sind normal

Selbstverständlich verläuft ein Schlafzyklus nicht so glatt ab wie hier beschrieben. Kurze Aufwachphasen, die oft nur eine Minute dauern, sind ganz normal und nehmen mit fortschreitendem Alter zu. Sofern sie eine Zeitspanne von etwa vier Minuten nicht überschreiten, wissen wir am Morgen nichts mehr davon. Auch gesunde Schläfer wachen jede Nacht bis zu 28-mal auf und schlafen in der Regel sofort weiter. Vor allem am Ende einer REM-Phase, wenn ein neuer Schlafzyklus beginnt, können auch jüngere Schläfer kurz aufwachen. Je älter man wird, desto mehr häufen sich diese Aufwachereignisse. Insgesamt gilt für ältere Menschen, dass ihre Schlafeffizienz, also der prozentuale Anteil an Schlafzeit im Vergleich mit der im Bett verbrachten Gesamtzeit, sinkt. Auch schlafen ältere Menschen weniger tief und erleben häufigere Phasen von flachem Schlaf.

Woran erkennen Sie, ob Sie an Schlafstörungen leiden?

Wichtig zu wissen ist, dass das Schlafbedürfnis individuell verschieden ist. Wann und wie Sie schlafen, hängt zum einen von der genetischen Bestimmung ab und zum anderen von Gewohnheiten sowie den Tagesaktivitäten. Es gibt Langschläfer, Normalschläfer und Kurzschläfer. Während ein Langschläfer acht und mehr Stunden Schlaf braucht und ein Normalschläfer sieben bis acht Stunden, ist ein Kurzschläfer schon nach drei bis vier Stunden ausgeschlafen. Niemand sollte sich deshalb Sorgen machen, wenn er ganz einfach weniger Schlaf braucht und sich trotzdem erholt und frisch fühlt.

Aber nicht nur die Schlafdauer ist ein individuelles Bedürfnis – ebenso die Einschlafzeit. Schlafforscher sprechen von der inneren Uhr, die bestimmt, ob Sie ein Nacht- oder eher ein Morgenmensch sind und demnach zum sogenannten Chronotyp »Eule« oder zu dem der »Lerche« gehören. Der eine Typ ist nicht besser oder schlechter als der andere. Es spielt also für die Qualität Ihres Schlafs keine Rolle, ob Sie lieber früher oder später ins Bett gehen beziehungsweise lieber früher oder später aufstehen. Entscheidend ist, dass jeweils die ersten drei Stunden des Schlafs die längsten Tiefschlafphasen haben und deshalb die erholsamsten sind.

Fatal für Ihre Gesundheit und Ihren Alterungsprozess wird es erst, wenn Sie aufgrund Ihres Arbeits- und/oder Lebensrhythmus entgegen Ihrer eigenen inneren Uhr schlafen müssen. Die Wissenschaft nennt das »sozialen Jetlag« – also ein Missverhältnis zwischen Schlafzeiten und innerer Uhr. US-amerikanische Studien belegen, dass sich der soziale Jetlag negativ auf verschiedene Stoffwechsel-parameter auswirken kann. So wurden in den Untersuchungen bei Teilnehmern vom Typ Eule durchschnittlich deutlich höhere Werte an Triglyzerid (Blutfett) und niedrigere Werte des guten HDL-Cholesterins gemessen. Je mehr der Jetlag zunahm, desto mehr erhöhte sich auch das metabolische Risiko in Sachen Insulinresistenz. Taillenumfang und BMI stiegen an.

Die Schlafforscher vermuten, dass dadurch die sensiblen zeitgesteuerten Mechanismen der Stoffwechselabläufe durcheinandergebracht werden. Mögliche Langzeitfolgen sind demnach Herz-Kreislauf-Erkrankungen, Adipositas oder Diabetes Typ 2.

Als besonders ausgeprägte Eule oder Lerche sollten Sie deshalb darauf achten, dass sich Ihr individueller Rhythmus nicht zu sehr von Ihrem vorgegebenen Tagesrhythmus entkoppelt. Die negativen Direktfolgen sind sofort spürbar: schlechter Schlaf und Müdigkeit am Tag. Versuchen Sie, im 24-Stunden-Rhythmus zu schwingen, und richten Sie Ihre Zubettgeh- und Aufstehzeiten sowie Ihre Aktivitäten, Essenszeiten und Ruhepausen wenn irgend möglich nach Ihrer inneren Uhr. Der Lohn: ein gesunder, erholsamer Schlaf – und damit die Einhaltung eines wichtigen Faktors für die Senkung Ihres biologischen Alters.

Welcher Chronotyp sind Sie?

Ihren persönlichen Chronotyp können Sie feststellen, indem Sie an einem freien Tag Ihre Schlafmitte berechnen. Wenn Sie beispielsweise von 1 Uhr nachts bis 9 Uhr morgens schlafen, liegt Ihre Schlaf-mitte um 5 Uhr. Damit gehören Sie zu den Menschen mit einem normalen Chronotyp. Bei Lerchen liegt die Schlafmitte sogar schon bei 2 Uhr, egal ob an Arbeits- oder an freien Tagen. Die Eulen haben ihren Schlafmittelpunkt an freien Tagen dagegen erst gegen 6 oder 7 Uhr.

Wenn Sie nun wissen, wie Ihre persönliche Leistungskurve aussieht, können Sie besser planen, zu welchen Tageszeiten Sie sich am besten konzentrieren können, wann Sie sich am besten ausruhen oder Routinearbeiten erledigen, und wann die ideale Zeit ist, um sich mit etwas Bewegung fit zu halten. So gelingt Ihnen ein gesünderer Alltag, der Ihrem inneren Rhythmus entspricht und sich mit Ihren individuellen Bedürfnissen deckt.

Nachteulen im Dauerstress

Wer nach 3 Uhr morgens schlafen geht, hat bereits eine Menge des Wachmacherhormons Cortisol im Blut. Auch wenn man um diese Uhrzeit meist rechtschaffen müde ist, stellt sich damit aber gleichzeitig das Gefühl von Aufgekratzt-Sein ein. Wer dann trotzdem endlich einschläft, muss aufgrund der späteren Schlafenszeit allerdings auf seine Portion an Wachstumshormonen und also auch auf fällige »Wartungs- und Verjüngungsarbeiten« im Körper verzichten. Um unser Immunsystem optimal zu unterstützen und damit auch unseren Alterungsprozess zu verlangsamen, ist es – egal ob Lerche oder Eule – auf Dauer wesentlich besser, weit vor der Phase der Cortisolproduktion zu Bett zu gehen.

Die Schlafqualität verändert sich

In Deutschland leidet jeder zweite über 65-Jährige unter chronischen Schlafstörungen. Meist fehlt es nicht an der effektiven Schlafdauer als vielmehr an der Schlafqualität. Der Grund: Im Laufe des Alters verkürzen sich die Tiefschlafphasen, dadurch wird der Schlaf »störanfälliger« beispielsweise durch Geräusche. Teilweise wird er auch durch altersbedingte Erkrankungen oder Medikamente gestört.

Wenn möglich, gönnen Sie sich einen Mittagsschlaf

Um die Mittagszeit überkommt viele Menschen ein zwingendes Schlafbedürfnis – verstärkt durch das Mittagessen. Dann brauchen die Verdauungsorgane einfach den größten Teil des Bluts für ihre Arbeit, auch das Herz muss entsprechend versorgt werden. Der daraus folgenden Müdigkeit sollten Sie durchaus nachgeben – wenn möglich. Andernfalls erfährt Ihr Körper Stress.

Gönnen Sie sich eine kleine Ruhezeit, regeneriert sich der Körper, der Blutdruck sinkt, die Muskeln entspannen. Doch sollte die Schlafphase nicht länger als 20 Minuten dauern, denn sonst gleiten Sie in den Tiefschlaf. Dann wird es richtig schwer, ohne Weiteres wieder in Schwung zu kommen; der Körper braucht dann unter Umständen bis zu zwei Stunden, um wieder alle Körperfunktionen hochzufahren.

Die beste Zeit für eine Siesta ist übrigens zwischen 13 und 15 Uhr.

Gestörter Schlaf

Unter Schlafproblemen leiden Sie, wenn folgende Schlafstörungen über längere Zeit auftreten:

- Einschlafstörung – wenn Sie bis zum Einschlafen regelmäßig länger als eine halbe Stunde brauchen
- Durchschlafstörung – wenn Sie in der Nacht häufiger aufwachen und mindestens eine halbe Stunde nicht wieder einschlafen können
- Schlaf-Wach-Rhythmus-Störung – wenn Nacht- oder Schichtarbeit Sie daran hindert, zu normalen Schlafenszeiten zu schlafen
- Schlafauffälligkeiten wie Albträume, Zähneknirschen oder Schlafwandeln …
- Ob Sie ernsthafte Schlafprobleme haben, verrät Ihnen der folgende Schlaftest.

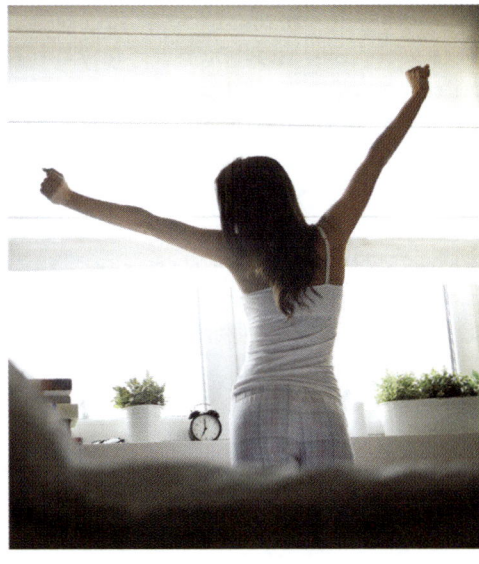

Schlaftest

Bitte beantworten Sie die folgenden sieben Fragen. Am Ende addieren Sie Ihre Punkte. Die Auswertung finden Sie dann unten.

1. Wie müde sind Sie vor dem Zubettgehen?

- sehr müde = 1 Punkt
- müde = 0 Punkte
- nicht müde = 2 Punkte
- eher wach = 4 Punkte

2. Wie lange brauchen Sie, um einzuschlafen?

- weniger als 5 Minuten = 0 Punkte
- mehr als 10 Minuten = 1 Punkt
- mehr als 30 Minuten = 4 Punkte

3. Registrieren Sie bewusst Aufwachzeiten während der Nacht?

- gelegentlich kurze = 1 Punkt
- häufig länger als 15 Minuten = 3 Punkte
- kann oft nicht mehr einschlafen = 5 Punkte

4. Zählen Sie zu den Schnarchern?

- nein = 0 Punkte
- ja = 1 Punkt
- ich hatte schon Atemstillstände = 5 Punkte

5. Wann wachen Sie am Morgen auf?

- mehr als 1 Stunde früher als nötig = 3 Punkte
- früher als nötig (bis 60 Minuten) = 1 Punkt
- immer genau richtig = 0 Punkte
- meist zu spät = 2 Punkte
- ohne Wecker gar nicht = 4 Punkte

Quelle: modifiziert nach Diplompsychologe Jürgen Zulley

6. Wie lange brauchen Sie, um nach dem Aufstehen auf »Betriebstemperatur« zu kommen?

- sofort = 0 Punkte
- etwa nach 10 Minuten = 1 Punkt
- nach dem Frühstück = 2 Punkte
- erst gegen Mittag = 4 Punkte

7. Wie fühlen Sie sich über den Tag gesehen? Sind Sie

- durchgehend fit = 0 Punkte
- mittags etwas müder = 1 Punkt
- mittags sehr müde = 2 Punkte
- häufiger müde = 3 Punkte oder
- schlafen Sie gelegentlich ungewollt ein = 5 Punkte

Auswertung

0–9 Punkte

Sie haben einen guten bis durchschnittlichen Schlaf. Sie wachen meist erholt auf und haben genügend Energie für den Tag.

10–14 Punkte

Sie haben offensichtlich einen gestörten Schlaf. Falls diese Symptome schon länger bei Ihnen auftauchen, sollten Sie sich unsere Schlaftipps ab Seite 89 zu Herzen nehmen.

15–27 Punkte

Ihre nicht unerheblichen Schlafstörungen können sich auf Ihre Gesundheit auswirken – falls sie es nicht schon getan haben. Wenden Sie sich an Ihren Arzt, der kann Sie an einen Schlafspezialisten oder ein schlafmedizinisches Zentrum überweisen. Das gilt insbesondere, wenn Sie unter den in Frage 4 abgefragten Atemstillständen leiden oder wenn Sie tagsüber gelegentlich ungewollt einschlafen (Frage 7).

Nehmen Sie sich ein wenig Zeit, um die folgenden 100 Aussagen mit Ja oder Nein zu beantworten. Sollte eine Aussage nicht eindeutig auf Sie zutreffen, wählen Sie die, die Ihrer Auffassung am nächsten kommt. Ihre Antworten lassen Rückschlüsse auf Ihren Lebensstil, Ihre Stressgefährdung und Ihren Schlaftyp zu. Denn wie Sie leben, so schlafen Sie. Das heißt, Ihr alltägliches Verhalten spiegelt sich in Ihrem Schlafverhalten wider. Aus dieser Erkenntnis lassen sich drei Schlaftypen erkennen: der/die Harmonische (H), der Aktivist/die Aktivistin (A) und der Unabhängige/die Unabhängige (U). Darauf abgestimmt finden Sie weiter unten Empfehlungen für ein gesünderes Schlafverhalten sowie Tipps für

Schlafrituale und eine bessere Schlafqualität.

Der Test ist hilfreich für jeden gesunden Erwachsenen, der nicht unter chronischen, behandlungsbedürftigen und altersbedingten Schlafbeschwerden leidet. Erzielen Sie in zwei Kategorien die gleiche Punktzahl, sind Sie – was gar nicht so selten ist – ein Mischtyp. Das hängt auch damit zusammen, dass jeder Mensch Reifeprozessen und Entwicklungen unterworfen ist. Dann können Sie von den Empfehlungen für zwei Schlaftypen profitieren. Lesen Sie sich die Beschreibungen zu beiden Typen durch und entscheiden Sie, welches Programm am besten zu Ihrer Lebenssituation passt.

Test: Welcher Schlaftyp sind Sie?

Alltag

- Ich brauche einen gut geplanten und durchstrukturierten Alltag. H
- Meine Woche ist in der Regel mit Terminen vollgepackt. Ich genieße diese Herausforderung und laufe dabei zur Hochform auf. A
- Ohne feste Vereinbarungen läuft nichts. Trotzdem brauche ich auch Unabhängigkeit. Also sage ich einen Termin ab, wenn er mir spontan nicht passt. U

Partnerschaft & Familie

- In meiner Familie/Beziehung fühle ich mich wohl. Das ist zwar manchmal auch stressig, aber insgesamt kann ich in diesem

Rahmen am besten entspannen und mich erholen. H
- Beziehung und Familie sind schon wichtig. Müsste ich jedoch zwischen Karriere und Privatleben wählen, würde ich mich immer für meinen Beruf entscheiden. A
- Familie und Partnerschaft sind in Ordnung, solange sie einem Luft zum Atmen lassen. U

Gewohnheiten & Rituale

- Gewohnheiten sind wichtig. Sie geben meinem Alltag Struktur. H
- Ich gehe auch gern mal ein Risiko ein, wenn es die Situation erfordert. A
- Routine ist der Tod jeder Kreativität! U

Ich & die anderen

- Ich bin ein Teamplayer, schätze den Rückhalt durch meine Kolleg(inn)en, kann mich gut abstimmen und arbeite nicht gern allein. H
- Ich brauche jeden Tag Menschen um mich herum, weil mir der Austausch und die Gespräche mit anderen wichtig sind. Bei konkreten Projekten ziehe ich mich aber auch gern zurück und erarbeite sie für mich. U
- Ich bin eher ein Leitwolf und stehe gern meinem Team vor. A

Karriere & Erfolg

- Beruflicher Erfolg ist wichtig, um einen finanziellen Sicherungsrahmen zu schaffen. Aber Karriere ist nicht alles. H
- Ich erwarte eine entsprechende Entlohnung für meine Arbeit. Schließlich leiste ich Außergewöhnliches. A
- Mir ist wichtig zu wissen und zu sehen, dass bei meiner Arbeit etwas Gutes oder Spannendes herauskommt. Wenn die Finanzen dann noch stimmen – perfekt! U

Selbstbewusstsein

- Ich stehe nicht gern im Mittelpunkt. H
- Ich habe keine Probleme damit, Vorträge zu halten oder im Mittelpunkt einer Gesellschaft zu stehen. A
- Ich muss nicht im Mittelpunkt einer Gesellschaft stehen, bin aber immer gern dabei, wo etwas los ist. U

Freizeit

- Ich versuche, mir gezielt Auszeiten zu nehmen oder das Wochenende so frei wie möglich zu halten, um mich meiner Beziehung/Familie zu widmen. H
- Ich nehme mir häufig Arbeit mit nach Hause und arbeite auch abends oder am Wochenende. A
- Ich plane meine Freizeit spontan. Das heißt, ich kann einen Tag im Bett liegen und lesen oder ich gehe shoppen, treffe mich mit Freunden und gehe abends ins Kino oder ins Theater. U

Körper & Seele

Gesundheit & Vorsorge

- Ich versuche auf meine Gesundheit zu achten und lasse mich bei meinem Hausarzt regelmäßig durchchecken. H
- Ich gehe nur dann zum Arzt, wenn ich krank bin und lasse mir dann etwas verschreiben, damit ich so rasch wie möglich wieder auf die Beine komme. A
- Ich habe gesundheitlich keine größeren Probleme, und wenn einmal etwas ist, setze ich mein Vertrauen mehr in alternative Heilmethoden als in die klassische Schulmedizin. U

Umgang mit Stress

- Wenn ich überfordert bin, entsteht bei mir oft ein Gefühl der Isolation und des Alleingelassenseins. H
- Wenn ich ausgepowert bin, sollte man mir lieber nicht zu nahe kommen. Ich bin dann eher gereizt und gehe auch mal in die Luft. A

- Wenn ich einmal am Limit bin, fühle ich mich erschöpft und ausgelaugt. Wichtig ist, dass ich mich für kurze Zeit zurückziehen kann. Dann bin ich in aller Regel schnell wieder auf dem Damm. U

Stressauswirkungen
- In Phasen, in denen es mir schlecht geht, kann es dazu kommen, dass ich mich von anderen bedroht fühle. H
- Ich kenne Phasen, in denen es mir völlig an der Motivation fehlt, die Dinge wieder anzupacken. A
- Wenn ich nicht auf meine Auszeiten achte, merke ich, dass ich mich schlechter konzentriere und vergesslicher bin. U

Konfliktverhalten
- Ich habe am liebsten meine Ruhe und möchte Stress mit anderen und im Alltag unbedingt vermeiden. H
- Stress und Konflikte gehören zum Leben wie das Salz in die Suppe. A
- Man kann doch über alles reden. Deshalb muss man nicht gleich aggressiv werden. U

Depressionsneigung
- Ich neige vereinzelt zu Phasen der Niedergeschlagenheit oder sogar zu Depressionen, oft ohne äußeren Anlass. H
- Gelegentlich fühle ich mich vom Tagesgeschäft ausgepowert, und es fällt mir schwer, abends abzuschalten. A
- Wenn ich stark unter Stress bin, kommt es mir vor, als ob ich völlig ohne Plan und Ziel bin. U

Umgang mit Emotionen
- Es fällt mir schwer, meine Gefühle zu äußern oder sie auszuleben. H
- In Konfliktsituationen verliere ich auch mal die Selbstkontrolle und werde dann aggressiv. A
- Ich mache aus meinem Herzen keine Mördergrube und sage, was ich denke und wie ich mich fühle. Manchmal lande ich dabei in einem Fettnapf. U

Konzentrationsfähigkeit
- Ich bin geräuschempfindlich, und mich stressen Menschenmassen. H
- Mich stressen viele Eindrücke im Alltag nicht besonders, da ich mich ganz gut auf das Wesentliche konzentrieren kann. A
- Das Leben ist bunt und vielfältig. Wenn es mir allerdings mal zu viel sein sollte, bleibe ich eben zu Hause und ruhe mich aus. U

Stressgefährdung im Alltag

Stressursachen und -symptome
- Stresssituationen lösen bei mir häufig Ohnmachtsgefühle aus. Ich fühle mich schnell völlig hilflos und überfordert. H
- Es gibt Phasen, in denen ich kaputt bin und mich ausgebrannt fühle. Ich schaffe es allerdings immer wieder, mich zu motivieren. A
- Stress entsteht bei mir weniger durch Überforderung im Alltag oder im Beruf, sondern weil ich das Gefühl habe, dass mein Kopf übervoll ist. U

Stressfolgen
- Ich bin tagsüber oft müde und abgespannt. H
- Ich leide gelegentlich unter Herzrasen oder Bluthochdruck. A
- Ich reagiere auf Belastungen eher mit Kopfschmerzen. U

Psychosomatische Beschwerden
- Ich verspüre gelegentlich Magendruck oder habe Magenprobleme. H
- Ich leide gelegentlich unter Schweißausbrüchen. A
- Ich habe gelegentlich Verdauungsbeschwerden (Obstipation/Durchfall). U

Durchhaltevermögen
- Ich bin oft nicht in der Lage, in aller Ruhe Schritt für Schritt eine Arbeit zu erledigen oder ein Projekt abzuschließen. H
- Ich schaffe es gelegentlich nicht, meine Disziplin aufrechtzuerhalten. A
- Im Gespräch verliere ich öfter mal den roten Faden. U

Belastungen durch Stress
- Im Beruf, aber auch im Privatleben entwickle ich gelegentlich allgemeine Interesselosigkeit. H
- Ich bekomme gelegentlich aus nichtigen Anlässen Atembeschwerden. A
- Viele Dinge beginnen, mir über den Kopf zu wachsen. U

Essen, Trinken & Genussmittel

Ernährungsweise
- Ich achte auf meine Ernährung und halte regelmäßige Essenszeiten (morgens, mittags, abends) ein. H

- Essen und Trinken läuft bei mir nebenbei, ich nehme nur, was mir schmeckt. A
- Ich esse unregelmäßig und nur, was mir schmeckt. U

Appetit
- Morgens nach dem Aufstehen habe ich immer einen guten Appetit. H
- Ich habe morgens einigermaßen Appetit, brauche aber nicht viel. A
- Bei mir ist es mal so, mal so. Manchmal esse ich auch erst mittags etwas. U

Genussfähigkeit
- Essen entspannt mich. H
- Essen und Trinken dienen in erster Linie der Erhaltung meiner Energien. A
- Essen muss lecker sein und Lust und Laune machen. U

Fast Food & Süßes
- Ich esse auch gern zwischendurch einmal Gebäck oder etwas Süßes H
- Ich esse tagsüber selten in Gesellschaft und achte nicht unbedingt auf einen ausgewogenen Speiseplan. A
- Ich esse, wenn ich Hunger oder Appetit habe, greife auch zu Fast Food und probiere gern etwas Neues aus. U

Wein, Bier & Co
- An stressigen Tagen trinke ich auch Alkohol, um besser abzuschalten. H
- Ich trinke öfter mehr als drei Gläser (0,2 l) Bier, Wein (0,125 l), Sekt (0,125 l) oder Schnaps (4 cl) am Tag. A

- Ich trinke ganz gern mal etwas und auch in einer gewissen Regelmäßigkeit, kenne aber auch Phasen, an denen ich auf Alkohol keine Lust habe. U

Körperliche Aktivität & Sport

Sportarten
- Folgende Sportarten betreibe ich regelmäßig/könnten mir Spaß machen:
- Nordic Walking, Skilanglauf, Schwimmen, Wandern, Radfahren, Golf, Reiten H
- Rudern, Rennradfahren, Laufen, Ski alpin, Kampfsport, Kraftsport A
- Inline-Skating, Tanzen, Fußball, Klettern, Mountainbiking, Snowboarden U

Bewegungsfreude
- Bewegung soll mich entspannen. Eine gute Ausdauer ist mir wichtig. H
- Bewegung tut mir gut, aber nur wenn ich mich richtig auspowern kann. A
- Jeden Tag die gleiche Runde laufen und immer dasselbe Übungsprogramm durchziehen? Nicht mit mir. U

Biorhythmus
- Die ideale Zeit für Sport ist für mich der späte Nachmittag oder Abend. H
- Morgens um 7 oder 8 Uhr bin ich bestens in Form für Sport. A
- Vormittags oder am frühen Nachmittag bin ich für Sport zu haben. U

Schlaf & Entspannung

Aufwachen
- Ich brauche morgens meine Zeit, um richtig wach zu werden. H
- Ich bin morgens fit und komme ohne Probleme aus den Federn. A
- Kommt ganz darauf an, wie lange der Abend vorher war. U

Schlafdauer
- Ich schlafe gut und brauche meine acht Stunden Schlaf, um fit zu sein. H
- Ich komme gelegentlich auch mit sehr wenig Schlaf aus. A
- Ich schlafe schnell ein, schlafe durch und bin morgens meist gut erholt. U

Schlafverhalten an freien Tagen
- An freien Tagen schlafe ich gern aus und bleibe besonders lang im Bett. H
- Ich stehe an freien Tagen früh auf. A
- Oft schlafe ich am Wochenende länger, stehe aber auf, sobald ich wach bin. U

Schlafrhythmus
- Habe ich am nächsten Tag frei, gehe ich zur selben Zeit ins Bett wie immer. H
- Ein bis zwei Stunden später kann es schon werden. A
- Mehr als zwei Stunden später sollen auch schon vorgekommen sein. U

Mittagsschlaf
- Ein kurzer Tagschlaf zwischendurch hilft mir gut auf die Beine. Ich kann dabei wunderbar abschalten. H

- Schlafe ich tagsüber, bin ich müde. Es ist besser, ich gehe zeitig zu Bett. A
- Ich schlafe tagsüber nur, wenn ich wirklich krank bin. U

Entspannung
- Ich beherrsche eine Entspannungstechnik (Progressive Muskelentspannung, Meditation, Yoga, Qi Gong, Autogenes Training) oder kann mir vorstellen, eine zu erlernen. H
- Eine Entspannungstechnik beherrsche ich nicht und glaube auch nicht, dass das etwas für mich ist. A
- Entspannungstechniken sind sicher nicht schlecht, und ich könnte mir vorstellen, irgendwann eine zu erlernen. Ob ich sie regelmäßig durchführen würde, weiß ich nicht. U

Die Test-Auswertung

Wie viele H-, A- und H-Punkte haben Sie? Die Kategorie mit den meisten Punkten entspricht Ihrem Vital- und Schlaftyp. Dazu finden Sie im Anschluss das für Sie passende Schlafprogramm.

Notieren Sie hier Ihre Ergebnisse.

A: _____

_____

H: _____

_____

U: _____

_____

Die meisten Antworten in der Kategorie H

Schlaftyp »der/die Harmonische«

In biologischer Hinsicht steht Harmonie für den Schutz und die Aufrechterhaltung des energetischen Gleichgewichts. So findet man diesen Vital- und Schlaftyp im Rahmen der Evolutionsgeschichte am ehesten in dem Menschentypus wieder, der eine sesshafte Lebensform bevorzugte und sich zum besseren Schutz in Gruppen organisierte. Unter dem anthroposophischen Begriff des »Sammlers« vereinen sich die existenziellen Qualitäten der Daseinserhaltung mit dem Bewahren und Erhalten von Ressourcen. Für den Harmonischen bestehen daher die wichtigsten lebensbestimmenden Aspekte in Beständigkeit, Stabilität und Sicherheit. Dies spiegelt sich in seinem Alltag, seiner Lebens- und Arbeitsweise ebenso wider wie in seinem Ruhe- und Entspannungsverhalten. Er ist der klassische Teamworker und/oder Familienmensch, der sein Ego eher zurücknimmt und sich lieber in ein größeres Ganzes, eine Gemeinschaft integriert, um sich sicher und wohl zu fühlen.

Seine Themen

Der Harmonische hat ein Faible für Rituale, denn sie erden ihn. Er ist grundsätzlich – wie jeder Teammensch – gut strukturiert und organisiert. Trotzdem ist er genauso für Stress anfällig wie die beiden anderen Vitaltypen. Dieser Typus gerät aus dem Lot, wenn sein Tagesrhythmus geändert wird oder er mit neuen, unbekannten Situationen und Reizen konfrontiert wird. Während der Aktivist unter Druck oft zu Höchstleistungen fähig ist, verfällt der Harmonische in eine Art Lähmung. Eines seiner Grundprobleme ist, zu wenig auf sich und seine Bedürfnisse zu achten. Er kann sich schlecht abgrenzen und auf seine Ressourcen achten, wenn andere ihn fordern. Vom Schlafrhythmus her gesehen, ist der Harmonische eher ein Langschläfer, der morgens Zeit braucht, um in die Gänge zu kommen. Trotzdem neigt dieser Schlaftyp grundsätzlich dazu, zu lange zu schlafen, was aus gesundheitlicher Hinsicht ebenso wenig empfehlenswert ist wie eine zu kurze Schlafphase.

*Sein Schlafprogramm –
Rhythmus & Rituale*

Wichtig für den Harmonischen ist ein Tagesrhythmus mit regelmäßigen Bewegungseinheiten, die ihm zu mehr Eigenzeit verhelfen und seine psychischen und körperlichen Ressourcen bewahren. Der Harmonische neigt insbesondere unter Stress zu Heißhungerattacken auf Süßes und Gehaltvolles, um sich besser zu fühlen – das jedoch stört den Schlaf, zumal wenn er es am Abend isst. Stattdessen tut mehr Bewegung not, aber auch Entspannungstechniken helfen, die an ruhige, meditative Bewegungsabläufe gekoppelt sind: z. B. Yoga, Tai Chi oder Qi Gong. Diese Mischung aus Struktur, maßvoller Aktivität und Achtsamkeit auf sich selbst hilft dem Harmonischen, sein inneres Gleichgewicht zu erlangen, wenn es draußen mal zu heiß hergeht. Mithilfe seines typgerechten Programms kann

er seinen Schlaf und seinen Energiehaushalt so verbessern, dass er tagsüber ausgeglichen und entspannt ist und zugleich ausdauernd und konzentriert arbeiten kann.

Das Schlafritual für den Harmonischen könnte folgendermaßen aussehen:

18.30 bis 19 Uhr:
leichtes Gymnastikprogramm

19.30 Uhr:
vegetarisches Abendessen, wie etwa Gemüsepfanne mit Naturreis oder ein asiatisches Wokgericht. Dazu gibt es Wasser oder Kräutertee.

ab 20.30 Uhr:
ein warmes Wohlfühlgetränk: Das kann ein beruhigender Schlaftee mit Melisse, Malve und Lavendel oder das klassische Glas Milch mit Honig sein. Dazu nehmen Sie sich eine entspannende Lektüre vor, oder Sie hören Ihre Lieblingsmusik, die Sie zur Ruhe bringt.

gegen 22.45 Uhr:
Einschlafzeit

Die meisten Antworten in der Kategorie A

Schlaftyp der/die Aktivist/-in

Der Aktivist entspricht dem biologischen Vitaltypus des Jägers. Leistungsfähig, wie er ist, katapultierte sich dieser Menschentyp im Lauf der Evolutionsgeschichte an die Spitze der Nahrungskette. Der Jäger ist ein Macher, der seine Interessen vor die der Gruppe stellt. Seine Energien bezieht er aus Kampf, Wettbewerb und

Erfolg sowie aus der bedenkenlosen Verschwendung eigener und fremder Ressourcen. Der Aktivist und sein weibliches Gegenstück sind klassische Powertypen, die Entwicklungen unterschiedlichster Größenordnung lostreten. Sie sind Ich-fixiert und erfolgsorientiert. Ihr Platz ist der an der Sonne. Um dies zu erreichen, bringt der Aktivist, ohne mit der Wimper zu zucken, Höchstleistungen und geht dabei Tag für Tag an die eigenen Belastungsgrenzen und manchmal sogar darüber hinaus.

Dass Ruhe und Schlaf von ihm eher als notwendiges Übel oder sogar mehr als Zeitverschwendung denn als Bereicherung gesehen werden, liegt in seinem tatkräftigen Naturell begründet. Tatsächlich neigt der Aktivist häufig zu einem kräftezehrenden Lebensstil aus zu wenig Schlaf, unregelmäßigen, unausgewogenen Mahlzeiten und zu wenig ausgleichender körperlicher Aktivität. Kein Wunder also, dass der Aktivist früher oder später in seinem Leben Bekanntschaft mit Schlafstörungen macht.

Seine Themen

Oft ist der Cortisolspiegel beim Aktivisten abends so hoch, dass sich ein natürliches Ermüdungsgefühl kaum einstellen kann. Wer stets Höchstleistungen bringt und dabei seine körperlich-seelischen Bedürfnisse vernachlässigt, läuft Gefahr, früher oder später auszubrennen. Tatsächlich neigt der Aktivist am ehesten zum gefürchteten Burn-out-Syndrom. Während sein biologischer Vorläufer, der Jäger, Gefahrensituationen durch Bewegung (Kampf oder Flucht) zu bewältigen suchte, ist der moderne Aktivist von einem meist im Sitzen verbrachten Alltag gebremst.

Da seine psychische Schwachstelle zudem darin besteht, jede Situation unter Kontrolle haben zu müssen, sind Loslassen und Entspannen schwer für ihn. Oft gehören Entspannungshilfen wie Bier und Wein zu seinem Abendritual, um zur Ruhe zu kommen. Nur geht auch dieser Schuss nach hinten los, da er unter Alkoholeinfluss nicht effizient schläft und die einzelnen Schlafphasen nicht so durchlaufen kann, dass er morgens fit und ausgeruht aufwacht.

*Sein Schlafprogramm –
das Chill-out-Ritual*

Um auf Dauer ein Motor für Wachstum und Entwicklung sein zu können, muss der Aktivist lernen, für Ausgleich im Alltag zu sorgen. Stressvorbeugend wirkt für ihn Bewegung, allerdings keinesfalls gegen Abend, sondern eher in den Morgenstunden zur allgemeinen Kräftigung. Mit regelmäßigen kurzen Trainings unter der Woche und ein bis zwei Ausdauereinheiten am Wochenende hält er sein Immunsystem stabil, schützt Herz und Kreislauf und ermüdet sich auf positive Art und Weise. Aus psychologischer Sicht sollte der Aktivist lernen, loszulassen und mehr auf sich und seine Umwelt zu vertrauen. So wird er gelassener, nimmt sich selbst weniger wichtig und hat mehr Spaß am Leben. Für diesen Schlaftyp habe ich ein Programm mit einem festen Chill-out-Ritual entworfen, um in die nötige Entspannung zu kommen und so zu einem gesunden, tiefen Schlaf zu finden.

Das Schlafritual für den Aktivisten könnte folgendermaßen aussehen:

18.30 bis 19 Uhr:
Yoga, Tai Chi oder Atemübungen

19.30 Uhr:
leichtes Abendessen aus magerem Fleisch (Geflügel), Fisch, Eiern oder Tofu in Kombination mit reichlich ballaststoffreichem Gemüse (mit Ausnahme von Hülsenfrüchten, Mais oder Möhren). Dazu gibt es Wasser oder Kräutertee.

ab 20.30 Uhr:
Ein warmes Entspannungsbad bei Kerzenlicht wirkt Wunder an Tiefenentspannung. Danach gibt es eine Kanne Schlaftee bei entspannender Musik.

ab 22.00 Uhr:
Progressive Muskelentspannung nach Jacobson im Bett

gegen 22.45 Uhr:
Einschlafzeit

Die meisten Antworten in der Kategorie U

Der/die Unabhängige

Der Unabhängige ist dem Aktivisten in den Grundzügen ähnlich. Beide haben das Prinzip Bewegung gemeinsam. Doch steht der Unabhängige auch für Lust, Genuss und Abenteuer, für Neugier, Spannung und Lernen –

und für die ständige Suche nach Reizen. Seine Lebenseinstellung ist konstruktiver und gelassener als die des Aktivisten. Er entspricht dem menschlichen Urtyp des Nomaden. Er verdrängt nicht, sondern erschließt sich neue Möglichkeiten. Dieser Wanderer entwickelte sich im Laufe der Evolution zu einem Vitaltypus, der sich rasch auf neue Situationen einstellen konnte, um sich so einen Überlebensvorteil zu sichern. Auch dieser Vital- und Schlaftyp ist in einem positiveren Sinn Ich-fixiert, indem er grundsätzlich gut auf sich und seine Energien achtet, dabei aber die Bedürfnisse anderer nicht aus dem Blick verliert.

Der Unabhängige zeichnet sich durch seine Lust auf neue Reize, seine Kreativität und seine geradezu chamäleonartige Anpassungsfähigkeit aus. Er kann beides sein, Teamworker und Einzelkämpfer, ist tolerant und konkurriert nicht. Der Unabhängige bewegt sich gern in der Gruppe, solange es hier etwas zu erleben oder eine Entwicklung voranzubringen gibt. Um seine Ressourcen zu nähren, braucht der Unabhängige neben neuen Reizen Rückzugsmöglichkeiten, um sich in Ruhe wieder zu sortieren. Das gelingt ihm schnell, weshalb sich viele Kurzschläfer unter diesem Schlaftypus einreihen. Er kommt mit einer kurzen Siesta am Nachmittag wieder auf die Beine. Ganz im Gegensatz zum Harmonischen, der sich rasch überfordert fühlt und mehr Schlaf braucht.

Seine Themen

Der Unabhängige ist, was Stressmanagement anbelangt, der robusteste Vital- und Schlaftyp, da er ein gewisses Maß an Reizen braucht, um in seiner Mitte zu sein. Wird dieser Vitaltyp blockiert durch Routine, Langeweile und Bewegungsarmut, kann dies zu Erschöpfungszuständen und schweren Schlafstörungen führen. Wichtig ist für ihn, speziell hinsichtlich seines Schlafverhaltens, für einen abwechslungsreichen Alltag mit ausreichend Bewegung zu sorgen. Sie sollte ihm Spaß machen und nicht wettbewerbsorientiert sein. Entscheidend für seine Fähigkeit, zur Ruhe zu kommen und tief zu schlafen, ist ein ausgewogenes Verhältnis von körperlicher und geistiger Aktivität im Alltag. Für ihn gilt das Prinzip »aktive Entspannung«.

Sein Schlafprogramm –
die aktive Entspannung

Der Unabhängige spricht gut auf Entspannungstechniken an, die Bewegung und geistig-seelische Tiefenentspannung kombinieren. Dieser Schlaftyp braucht zur abendlichen Entspannung Unterhaltung plus Ruhe. Sein Schlafprogramm ist am abwechslungsreichsten, da er sich durch Rituale kaum einfangen lässt.

Das Schlafritual für den Unabhängigen könnte folgendermaßen aussehen:

18.30 bis 19 Uhr:
Radfahren, Inline-Skaten oder Nordic Walking

19.30 Uhr:
leichtes Abendessen, bestehend zum Beispiel aus Lammfleisch, Ofenkartoffeln, Spinat und einem kleinen Glas (0,125 l) Rotwein

ab 20.30 Uhr:
Kräutertee mit Honig und dazu eine Komödie oder ein entspannender Film

ab 22.00 Uhr:
Atemübungen vor dem Zubettgehen

gegen 22.45 Uhr:
Einschlafzeit

Stressauslöser vermeiden

Jeder Mensch reagiert anders auf Belastungen. Der harmonische Schlaftyp sollte unbedingt lernen, mehr Achtsamkeit für sich und andere zu entwickeln, vor allem aber selbst aktiv zu werden und nicht nur ständig auf Anforderungen und Wünsche von seinen Mitmenschen zu reagieren. Der Aktivist sollte sich hingegen aus der Unentbehrlichkeitsfalle befreien. Dazu gehört die Fähigkeit, loszulassen, weniger dringende Aufgaben auch mal zu verschieben oder an Mitarbeiter zu delegieren. Der Unabhängige sollte sowohl Eintönigkeit als auch ein Zuviel an Reizen vermeiden.

Sexualität

Sex hält jung und gesund. Regelmäßig guten Sex zu haben kann einem also ein langes Leben bescheren. Denn ein befriedigendes Liebesleben wirkt sich nicht nur vorteilhaft auf den Körper, sondern ebenso positiv auf die Psyche aus. Und dieses seelische Wohlbefinden verbessert die Lebensqualität und ist damit ein echter Verjüngungsfaktor. Schwedische Studien zeigten bereits vor dreißig Jahren, dass sexuell aktive Männer länger leben. Inzwischen kennt man diesen Einfluss auch auf die Lebenserwartung von Frauen.

Was steckt dahinter? Dass Sex das Immunsystem stärken kann und sogar eine schmerzlindernde Wirkung hat, wurde bereits wissenschaftlich belegt. Aufgrund der allgemein besseren Durchblutung des ganzen Organismus – der Puls steigt beim Sex auf 120 bis 130 Schläge pro Minute – und der körperlichen Aktivität wird dem Beischlaf auch ein hautstraffender Effekt nachgesagt. Und straffe, rosige Haut wirkt einfach jünger.

Warum ein erfülltes Sexualleben außerdem ein nicht zu unterschätzender Quell für Lebensenergie ist, liegt an der erhöhten Ausschüttung von Geschlechtshormonen und Botenstoffen vor dem und beim Liebesakt. Das baut Stress ab, mindert Schlafstörungen und hebt die Laune.

Was genau passiert dann im Körper? Die Sexualhormone wirken im Gehirn: Das weibliche Sexualhormon Östrogen beispielsweise wirkt anregend, lustfördernd und euphorisierend. Die Lust am Sex steigt, je mehr Östrogen ausgeschüttet wird. Dabei mindert es hemmende und müde machende Botenstoffe wie die Gamma-Amino-Buttersäure (GABA). Die aktivierenden Botenstoffe Serotonin, Dopamin, Noradrenalin und Glutaminsäure werden hingegen verstärkt produziert:

Der Glücksbotenstoff Serotonin wirkt stimmungsaufhellend und angstlösend, Dopamin hat eine euphorisierende Wirkung und Noradrenalin hebt sowohl die Stimmung als auch die körperliche Aktivität und wirkt antreibend. Glutaminsäure spielt eine zentrale Rolle in unserem Gehirn – sie regt das Denken an, verbessert die Gedächtnisleistung und die Konzentrationsfähigkeit. Von ihr sind die Sprache, das Lernen und das Abstraktionsvermögen abhängig.

Was bei den Frauen das Östrogen, ist bei Männern das Glückshormon Testosteron. Es steigert die Lust, treibt an und wirkt stark aktivierend.

Inzwischen wird ein weiteres Hormon intensiv erforscht, das sowohl Frauen als auch Männer beim Sex vermehrt ausschütten: Oxytocin – das Hormon der zwischenmenschlichen Bindung, allgemein als Kuschelhormon bezeichnet. Studien weisen darauf hin, dass Oxytocin in Paarbeziehungen hilft, Stressreaktionen abzubauen. Und weniger Stress ist definitiv ein Verjüngungsfaktor – wie ich bereits aufgezeigt habe. Die Sexualmedizin beschränkt diese »entstressende« Wirkung jedoch auf dauerhafte Intimbeziehungen. Das heißt, regelmäßig Sex und Orgasmen mit einem langjährigen vertrauten Partner zu haben befeuert die Oxytocin-Ausschüttung am meisten. Bei häufig wechselnden Sexualpartnern ist der damit einhergehende Stress so groß, dass er die Produktion des Kuschelhormons eher ausbremst.

Fazit: Die Hinweise aus den Studien der Sexualforschung deuten darauf hin, dass regelmäßiger Sex (je öfter, desto besser) am ehesten in einer vertrauten Beziehung eine verjüngende Wirkung hat. Handfeste Beweise gibt es dafür zwar noch nicht, aber einig sind sich die Wissenschaftler, dass Oxytocin eines der besten und zuverlässigsten Mittel gegen Stress ist, weil es das Stresshormon Cortisol senkt und Ängste reduzieren kann. Das Vertrauenshormon kann aber nachgewiesenermaßen noch mehr:

- Es mindert bei Paaren im Streit die Konfliktbereitschaft.
- Es senkt bei Frauen den Blutdruck (z. B. bei häufigen Umarmungen).

- Es reduziert bei sozialen Phobien die Ängste (jedoch nur im Rahmen einer Verhaltenstherapie).
- Es wirkt bei massiv gestressten Frauen stressmindernd (z. B. allein durch Nackenmassage).

Nun stellt sich die berechtigte Frage, wie man die natürliche Ausschüttung des bemerkenswerten Kuschelhormons ankurbeln kann. Wie bereits erwähnt: durch Sex mit einem vertrauten Partner, aber auch durch jede Form von Zärtlichkeit wie Streicheln sowie durch intensiven Hautkontakt beispielsweise bei Massagen. Wussten Sie, dass Massagen gegen Depressionen ebenso wirksam sind wie Medikamente? Ein wirklich bemerkenswerter Stoff – dieses Oxytocin!

Übrigens: Bei Männern ist die Oxytocin-Menge im Blut nach dem Orgasmus am höchsten – allerdings mit einem Partner und nicht nach einer Masturbation.

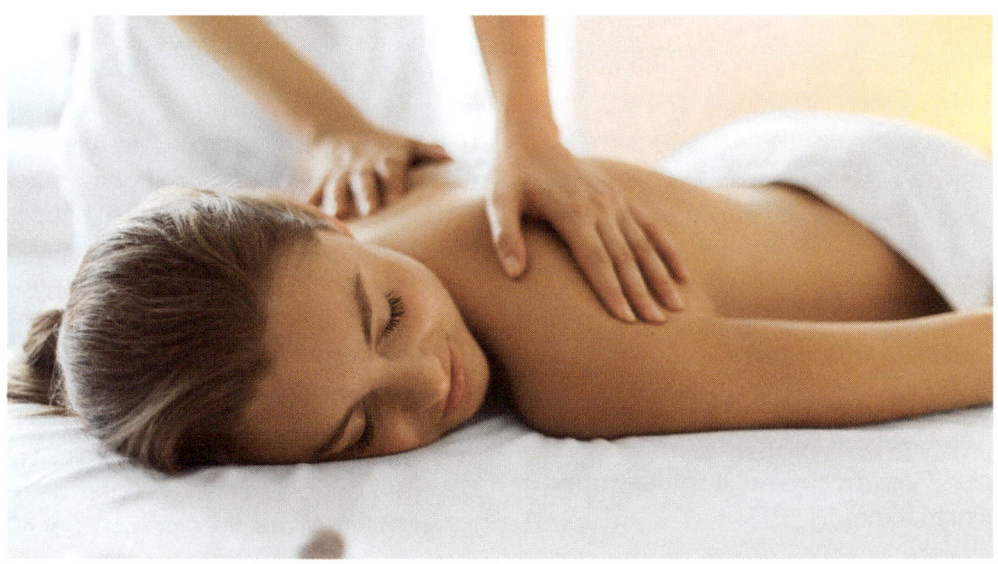

Warum Sie mehr Sex haben sollten

Sex macht glücklich. Wenn Menschen Sex haben, produziert der Körper eine ganze Menge Endorphine. Und die heizen uns so sehr ein, dass Glücksgefühle entstehen und Stress abgebaut wird.

Sex macht schlank. Denn beim Liebesakt kommen so ziemlich alle Muskeln im Körper in Bewegung. Dabei werden bis zu 350 kcal pro Liebesakt verbrannt.

Sex macht schön. Beim Sex wird der ganze Körper durchblutet und in Wallung gebracht. Das strafft die Haut und verleiht einen rosigen Teint. Auch noch lange danach.

Sex lindert Schmerzen. Die Endorphine, die beim Sex ausgeschüttet werden, sorgen auch dafür, dass man unempfindlicher gegen Schmerzen ist.

Sex macht schlau. Wer regelmäßig guten Sex hat, kann sich besser konzentrieren und hat eine gute Gedächtnisleistung. Sex regt die Gehirntätigkeit mächtig an.

Sex stärkt den Rücken. Es gibt kaum eine bessere Wirbelsäulengymnastik. Und jetzt noch eine kleine Bestandsaufnahme:

Wie zufrieden sind Sie mit Ihrem Sexualleben?

- sehr zufrieden ☺
- könnte besser sein 😐
- welches Sexualleben? ☹

Ernährung

Die Deutschen ernähren sich zu wenig von pflanzlichen Lebensmitteln und zu viel von Lebensmitteln tierischen Ursprungs, das sagen die Daten der »Nationalen Verzehrstudie II« – einer bundesweiten Befragung zur Ernährung von Jugendlichen und Erwachsenen in Deutschland. Aber mal ehrlich, das ist keine wirklich große Überraschung, oder? Auch nicht, dass Männer sich anders ernähren als Frauen. Laut der Deutschen Gesellschaft für Ernährung DGE essen Männer 1092 Gramm Fleisch und Wurstwaren pro Woche! Das ist doppelt so viel wie die von der DGE empfohlene Menge von 300 bis 600 Gramm. Frauen liegen mit wöchentlich knapp 600 Gramm an der Obergrenze. So weit die Statistik.

Und was hat das jetzt mit dem Altern zu tun? Ziemlich viel, denn im Rahmen der EPIC-Studie (siehe dazu Seite 60) errechneten die Forscher, dass der tägliche Verzehr von 120 oder mehr Gramm rotem Fleisch oder Wurstwaren den Menschen Lebenszeit kostet. Und zwar Frauen 2,4 Jahre und Männer 1,4 Jahre. Auch an der Universität Zürich wurde zu diesem Thema geforscht. Das Ergebnis fiel bezogen auf die Verzehrmengen deutlich drastischer aus: Wer täglich über 40 Gramm verarbeitete Fleischprodukte wie Wurst isst, hat ein erhöhtes Sterberisiko verglichen mit Personen, die davon unter 20 Gramm pro Tag zu sich nehmen. Dabei steigt je 50 Gramm mehr Wurst am Tag das Risiko um 18 Prozent!

Dabei sind es nicht allein die verlorenen Lebensjahre, die hier ins Altersgewicht fallen. Zu Buche schlägt bei einem (zu) hohen Fleischverzehr vor allem auch die verlorene Lebensqualität – sprich die frühzeitige Alterung. Denn wer tierischen vor pflanzlichen Lebensmitteln auf Dauer den Vorzug gibt, riskiert seine Gesundheit nachhaltig und altert demnach schneller. Schließlich werden sowohl Herz-Kreislauf-Erkrankungen als auch zahlreiche Krebserkrankungen in Verbindung mit erhöhtem Fleisch- und vor allem Wurstkonsum gebracht.

Warum das so ist? Das Problem sind die Methoden zur Haltbarmachung, denn Salzen, Pökeln und Räuchern lassen krebserregende Stoffe wie Nitrosamine entstehen. Immerhin stehen laut Ernährungswissenschaft von den häufigeren Krebsarten zwölf in Zusammenhang mit dem Verzehr von Fleisch und Tierprodukten. Übrigens genauso viele wie mit dem Rauchen. Und in welchem dramatischen Ausmaß das Rauchen Einfluss auf das Altern hat, haben wir schon ab Seite 60 beschrieben.

Speziell die verarbeiteten und oft fetthaltigen Fleischprodukte enthalten zudem besonders viel Cholesterin und sind reich an gesättigten Fettsäuren. Solche Fettsäuren gibt es nahezu nur in tierischen Produkten – sie sind sehr ungesund, denn sie können Herzerkrankungen verursachen und die Blutgefäße schädigen. Zwar enthält Fleisch auch hochwertige Omega-3- und Omega-6-Fettsäuren, doch aufgrund der unnatürlichen Fütterung in der Massentierhaltung stimmt hier das Verhältnis der beiden Fettarten in der Regel nicht mehr. Und genau darauf kommt es an, um für den menschlichen Organismus von Nutzen und gesund zu sein. Das heißt, je natürlicher und ursprünglicher sich ein Tier ernährt, desto wertvoller ist sein Fleisch. Ein triftiger Grund also, wenn schon Fleisch auf den Tisch muss, sich möglichst für Produkte in Bioqualität zu entscheiden.

Andererseits versorgt Fleisch den Menschen auch mit wichtigen Vitaminen, besonders aus der Vitamin-B-Gruppe. B-Vitamine sind die Grundlage für die optimale Funktion von Nerven, Blut, Haut und Haaren. Aber auch wertvolle Mineralstoffe, vor allem Eisen und Zink, und Spurenelemente wie Selen hat Fleisch zu bieten – und das in für den menschlichen Organismus besonders gut verwertbarer Form. Eisen aus pflanzlichen Lebensmitteln zum Beispiel wird weniger gut aufgenommen.

Vor allem aber ist Fleisch mit 20 Prozent Eiweißgehalt ein hervorragender Lieferant von lebensnotwendigen Proteinen – den essentiellen Aminosäuren. Diese braucht der Körper für den Zellaufbau, für das Immunsystem oder zum Übertragen von Nervenimpulsen. Sie sind also extrem wichtige Bausteine für das Ziel, sein biologisches Alter zu senken.

Fleisch braucht deshalb nicht völlig aus der Ernährung verbannt zu werden. Die

Dosis macht es – wie so oft. Wenn Sie also auf Fleisch nicht verzichten können, halten Sie sich am besten an die Empfehlung der DGE und verzehren Sie Fleisch nur in Maßen und möglichst in Bioqualität.

Pflanzlicher Eiweißlieferant

Vegetarier brauchen nicht auf hochwertiges Eiweiß zu verzichten. Dafür gibt es die Sojabohnen. Sie sind mit 37 g Eiweiß pro 100 g Bohnen besonders reich an Proteinen und enthalten alle wichtigen essentiellen Aminosäuren, die der Körper braucht – mit Ausnahme von Methionin, das gibt es dann in Kombination mit Getreide.

Alleskönner am Werk

Der Großteil einer gesunden Ernährung besteht allerdings aus pflanzlichen Lebensmitteln – allen voran Gemüse und Obst, aber auch Hülsenfrüchte und Nüsse. Warum? Weil sie wie ein echter Jungbrunnen wirken. Zahlreiche Studien belegen eindrucksvoll: Menschen, die täglich 600 bis 800 Gramm Gemüse und Früchte essen, leben gesünder und länger. Denn eine solche Ernährung hilft, Übergewicht, Diabetes und Herz-Kreislauf-Erkrankungen vorzubeugen. Der Grund sind sekundäre Pflanzeninhaltsstoffe. Hinter diesem Oberbegriff verbergen sich mehr als 100.000 verschiedene Substanzen, die ausschließlich von Pflanzen gebildet werden – etwa als Schutz- oder Abwehrstoffe gegen Schädlinge, als Farb-, Duft- oder Lockstoffe und als pflanzeneigene Hormone.

Etwa 5000 bis 10.000 dieser Substanzen davon kommen in unserer Nahrung vor. Man kann sie aufgrund ihrer schützenden Wirkung (= antioxidativ) gegen oxidativen Stress getrost die pflanzlichen Schutz- und Aufbauarbeiter des menschlichen Organismus nennen. Denn diese sekundären Pflanzenstoffe üben als sogenannte Antioxidantien (= gegen oxidativen Stress) im Körper folgende (Schutz-)Funktionen aus: Sie können das Immunsystem stärken, den Organismus vor zellschädigenden freien Radikalen schützen und Krankheitserreger abtöten. Besser geht's nicht! Wer sich einmal bildlich vorstellt, wie diese Allrounder durch den Körper wuseln und aufräumen, reparieren und schützen, fühlt sich als Obst- und Gemüseliebhaber mehr als bestätigt. Und Fleischliebhaber bekommen möglicherweise auch eine andere Einstellung zu Vegetable & Co. Es würde sich auf jeden Fall lohnen.

Man spricht im Zusammenhang von pflanzlich dominierter Ernährung auch von antiinflammatorischer – also entzündungshemmender – Kost. Dabei spielt vor allem das Gemüse eine entscheidende Rolle, aber auch Fette wie Omega-3-Fettsäuren (mehr dazu auf Seite 99).

Warum braucht der Körper Hilfe gegen Entzündungen? Weil der menschliche Organismus immer höheren Belastungen ausgesetzt ist – und zwar ganz allgemein durch Stress, aber auch durch Umweltgifte (zum Beispiel Abgase, UV-Licht oder Pestizide), durch übermäßige unausgewogene Ernährung und durch Genussgifte wie Alkohol, Nikotin oder Zucker. Die natürlichen Entgiftungs- und

Die richtigen Öle

Ihr Körper wird es Ihnen danken, wenn Sie beim Kochen ausschließlich naturbelassene Pflanzenfette verwenden. Speziell entzündungshemmend wirken übrigens alle Öle mit einem hohen Anteil an Omega-3-Fettsäuren. Dazu gehören insbesondere Lein-, Walnuss- oder Hanföl. Deren alpha-Linolensäure ist gegen viele entzündungsfördernde Stoffe wirksam, etwa gegen die Arachidonsäure in vielen Fleischprodukten.

Omega-3-Fettsäuren müssen wir mit der Nahrung aufnehmen, weil sie der Körper nicht selbst produziert. Sie werden überall im Organismus gebraucht: beispielsweise für den Zellstoffwechsel, um Entzündungen zu vermeiden, um körpereigene Abwehrzellen zu bilden, um die Gelenke mit Schmierstoff zu versorgen, für die Hormonproduktion und zum Schutz vor Infektionskrankheiten.

Die essentiellen Fettsäuren wirken aber nicht nur vorbeugend gegen Entzündungen, sondern können auch vorhandene Entzündungen reduzieren. Das funktioniert über die Stärkung des Immunsystems und die Normalisierung des Stoffwechsels. Entzündliche Prozesse heilen ab, das Abwehrsystem wird entlastet und der Alternsgang verlangsamt. Das zeigt sich außerdem im Schutz vor Herz-Kreislauf-Erkrankungen (Studien belegen bei einer ausreichenden Versorgung des Organismus mit Omega-3-Fettsäuren eine Senkung des Herzinfarktrisikos um 30 bis 50 Prozent) oder der Vorbeugung gegen Gedächtnisverlust bis hin zu Demenz.

Ausscheidungssysteme des Körpers wie Darm, Leber, Nieren, Lunge oder Haut müssen deshalb permanent Schwerstarbeit leisten, um alles im Lot und den Körper gesund zu halten. Schließlich könnte der Mensch nicht überleben, wäre er nicht in der Lage, größere Mengen an Gift loszuwerden. Aber diese häufig dauerhafte Überstrapazierung und damit einhergehende Überforderung des Entgiftungssystems führt dazu, dass zu viele Giftstoffe im Organismus verbleiben und der Körper sich dann auf andere Weise wehrt: durch Entzündungen. So bilden sich im ganzen Körper versteckte Entzündungen, die den Organismus belasten und bislang ungeahnte negative Folgen für unsere Gesundheit und unsere Alterung haben.

Will man sein biologische Alter senken, ist es also in jedem Fall sinnvoll, den Körper und seine Entgiftungsorgane mit einer ihn unterstützenden Ernährung zu entlasten – am besten grundsätzlich und dauerhaft mit einer geeigneten Ernährungsumstellung oder akut mit einer schnell wirksamen Entgiftungskur wie beispielsweise der Freetox-Diät (lesen Sie dazu *Die freeTOX-Diät*, riva Verlag 2016). Aber natürlich hilft es auch schon, falls Sie bisher lieber auf das »Grünzeug« verzichtet haben, den pflanzlichen Lebensmitteln künftig mehr Beachtung zu schenken und sie regelmäßig in Ihre Mahlzeiten mit aufzunehmen. Es gibt ja die leckersten vegetarischen Rezepte, zum Beispiel auch im Rahmen der Freetox-Diät.

Sie werden sehen: Ihr Stoffwechsel wird entlastet und kommt in Schwung, gleichzeitig sinken Blutdruck, Cholesterin und Blutzucker. Sie verlieren ganz nebenbei einige Pfunde und das Bindegewebe wird straffer, die Haut sieht frischer aus. Das beste Wellness- und Verjüngungsprogramm, das man sich vorstellen kann. Es wirkt intensiv von innen und deshalb nachhaltig.

Fast Food fördert Depressionen

Spanische Wissenschaftler fanden heraus, dass es einen Zusammenhang zwischen Ernährungsgewohnheiten und depressiven Erkrankungen gibt. Innerhalb eines halben Jahres entwickelten etwa 500 der 9000 bis dahin psychisch gesunden Probanden eine Depression. Wer sich in dieser Zeit bevorzugt von Pizza, Döner oder Hamburgern ernährte, hatte ein 51 Prozent höheres Risiko, eine Depression zu entwickeln, als jene Teilnehmer, die entweder kaum oder nie zu Fast Food griffen. Die Ursache liegt den Forschern zufolge vermutlich darin, dass die im Fast Food reichlich enthaltenen Transfettsäuren (gesättigte Fettsäuren) entzündliche Prozesse im Körper auslösen, die wiederum eine Depression fördern.

Entzündungen forcieren die Alterung

Inzwischen ist medizinisch erwiesen, dass Entzündungen für die allgemeine Gesundheit sehr gefährlich sind. Gemeint sind hier nicht die sicht- und spürbaren, sondern die versteckten Entzündungen im Körper. Sie lähmen unser Immunsystem und können schwere Krankheiten wie Krebs oder Autoimmunerkrankungen verursachen. Verantwortlich für solche versteckten Entzündungen ist vor allem eine aus der Balance geratene Darmflora. Aber auch das gefährliche in der Bauchregion eingelagerte Körperfett hat ein enormes Entzündungspotenzial (lesen Sie dazu auch im Kapitel »Übergewicht« ab Seite 65). Beides sind Folgen einer falschen Ernährung und ungesunden Lebensweise. Zu viel, zu fett und zu süß – damit kommt der Körper langfristig nicht klar. Denn unter solchen Umständen befindet sich das Immunsystem unter Dauerbeschuss. Und das beeinflusst auch unseren Fettstoffwechsel negativ und bremst die Fettverbrennung aus. Das heißt, chronische Entzündungen gehen häufig mit Übergewicht einher und umgekehrt. Ein echter Teufelskreis. Durchbrechen Sie ihn, indem Sie Ihrem Körper die wertvollen sekundären Pflanzenstoffe in ausreichendem Maße zur Verfügung stellen, die ihn in die Lage versetzen, sich optimal gegen freie Radikale zur Wehr zu setzen. Versteckte Entzündungen heilen dann aus und haben keine Chance mehr, Schaden anzurichten.

»Das allmähliche Fortschreiten des Alternsprozesses wird wesentlich durch mangelhafte antioxidative Abwehrmechanismen und eine unzureichende Reparatur von DNA-Schäden bestimmt.«

Dr. Dietrich O. Schachtschabel, Gerontologe

Schadenverursacher: Freie Radikale

Freie Radikale sind hochaggressive, veränderte Sauerstoffmoleküle, die grundsätzlich bei allen Stoffwechselvorgängen (Oxidation) im Körper entstehen, aber auch von außen etwa in Form zahlreicher Umweltgifte wie oben beschrieben auf den menschlichen Organismus einwirken. Unter normalen Umständen und mit einer ausgewogenen Ernährung ist der menschliche Körper dagegen gut gerüstet – er neutralisiert die schädlichen freien Radikale problemlos mit eben jenen Antioxidantien, die wir mit der üblichen Nahrung aufnehmen. Essen wir jedoch zu wenig von diesen »Schutzengeln«, können unsere Zellen dauerhaft geschädigt und zerstört werden. Wir altern vorschnell!

Wenn Sie es bevorzugen, Ihr biologisches Alter zu senken, führt kein Weg an einer antioxidantienhaltigen Kost vorbei. Zu den glorreichen Schutzstoffen gehören sekundäre Pflanzenstoffe, Vitamine, Spurenelemente und Mineralstoffe. Die effektivsten sind die Vitamine C und E – dabei ist Vitamin C noch ein zusätzlicher Verjüngungsfaktor, weil es das Bindegewebe stärkt, indem es die Kollagenbildung anregt. Aber auch die Spurenelemente Selen und Zink, der Mineralstoff Schwefel und die sekundären Pflanzenstoffe Karotinoide sind höchst effektive Radikalfänger. Letztere übrigens zusätzlich als Sonnenschutz von innen – so bewahren sie Körperzellen gleich doppelt vor schädlichen Einflüssen.

Wen diese Ausführungen überzeugen und wer sich deshalb entschließt, die (zell-)schützende Wirkung einer vornehmlich pflanzenbasierten Kost künftig verstärkt auch für sich zu nutzen, braucht sich bei seinem Speiseplan nicht nur auf Obst und Gemüse zu beschränken. Viele Antioxidantien stecken nämlich auch in dunkler Schokolade, Nüssen sowie den Gewürzen Zimt und Kurkuma.

Gut und böse

Freie Radikale sind reaktive Moleküle, denen wir überall ausgesetzt sind. Allerdings richten sie nicht nur Schaden an, sondern erledigen auch wertvolle Aufgaben in unserem Körper. Beispielsweise sind sie ein wichtiger Regulator, der Zellprozesse und verschiedene Wachstumsprozesse steuert, so etwa die Vermehrung von Mitochondrien – die Kraftwerke menschlicher Zellen – und deren Funktion. Und es sind auch die freien Radikale, mit deren Hilfe das Immunsystem erbgutgeschädigte Zellen bekämpft und Zellmüll beseitigt.

Doch es ist die Dauerbelastung durch große Mengen freier Radikale, denen viele Menschen ausgesetzt sind, die umfangreiche Oxidationsprozesse auslösen, welche wiederum Zellschäden hervorrufen. Und genau das beschleunigt sowohl den Alterungsprozess als auch die Entstehung von Zivilisationskrankheiten. Denn Altern bedeutet vor allem: Es sammeln sich zahlreiche tote oder geschädigte Zellen in Geweben und Organen an.

Kakao – gut fürs Herz

Aktuelle Studien zeigen, dass die in Kakaobohnen enthaltenen Flavonole blutdrucksenkend wirken und die Herz-/Gefäßfunktion verbessern – und damit die Beanspruchung des Herzens während des Alterns verringern. Daraus schließen die Forscher, dass eine regelmäßige Aufnahme dieser sekundären Pflanzenstoffe das Risiko für Herz-Kreislauf-Erkrankungen senken kann.

Tipp: Je dunkler die Schokolade, desto höher ist der Kakaoanteil!

Weitere gute Lieferanten sind:

- für Vitamin C: zum Beispiel Sanddorn, Hagebutten, schwarze Johannisbeeren, Zitrusfrüchte, Papaya, Kiwi sowie Spinat, Paprika, Grünkohl und Fenchel …
- für Vitamin E: zum Beispiel Eier, Vollkornprodukte, Nüsse, kaltgepresste Öle; mit Abstand am meisten Vitamin E enthält Weizenkeimöl, aber auch Sonnenblumen-, Raps-, Distel- und Traubenkernöl sind gute Vitamin-E-Lieferanten …
- für Karotinoide: zum Beispiel Tomaten, Karotten, Aprikosen, Trockenobst …
- für Selen: zum Beispiel Vollkornprodukte, Knoblauch und Eier …
- für Schwefel: zum Beispiel Hülsenfrüchte und mageres Fleisch …
- für Zink: zum Beispiel Vollkornprodukte, Weizenkeime, Meeresfrüchte, Nüsse und Leber …

Je reifer, desto gehaltvoller

Besonders viele Antioxidantien enthalten Früchte, wenn sie besonders lange am Baum oder Strauch reifen konnten. Ein gutes Argument für heimisches Obst! Die DGE empfiehlt zwei Portionen Obst (250 g) und drei Portionen Gemüse (400 g) pro Tag – roh oder gegart. Eine Portion entspricht in etwa der Menge, die in die eigene Hand passt.

Leider sieht es damit bei den Deutschen eher schlecht aus. Zwar essen Frauen mit 182 g pro Tag mehr Obst als Männer (143 g). Doch auch beim Gemüse erreichen beide Geschlechter mit nur 124 g am Tag weniger als ein Drittel des Orientierungswerts.

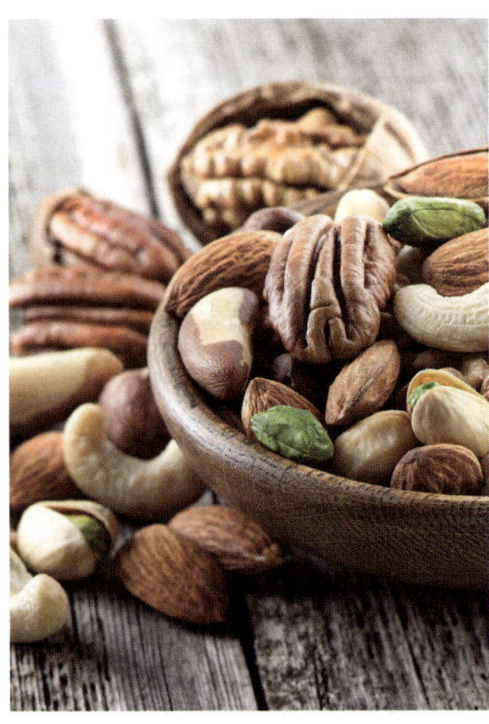

Warnung vor künstlichen Vitaminen!

Für manch einen liegt jetzt vielleicht die Überlegung nahe, dass Vitamine, Mineralstoffe oder Spurenelemente doch auch bequem als Nahrungsergänzungsmittel eingenommen werden könnten. Doch dieser Schluss trügt. Zwar tun das täglich rund 18 Millionen Menschen in Deutschland – und geben dafür 900 Millionen Euro aus. Doch wie es scheint, vergeblich. Denn wie eine aktuelle Studie aufzeigt, ist die positive Wirkung von künstlichen Vitaminen und antioxidativen Nahrungsergänzungsmitteln nicht nachzuweisen.

Es gibt sogar Wissenschaftler, die vor deren Einnahme warnen. Denn entsprechende Untersuchungen haben ergeben, dass über eine längere Zeit hochdosiert eingenommene Antioxidantien wie etwa Betakarotin oder die Vitamine A, C und E die Sterblichkeit sogar eher erhöhen. Auch das Bundesinstitut für Risikobewertung in Berlin rät deshalb ab, Vitaminpräparate ohne vorherige ärztliche Beratung zu schlucken. Schließlich sei es hierzulande möglich, seinen Vitaminbedarf problemlos mit einer ausgewogenen Ernährung zu decken.

Vorsicht ist auch vor im Internet angebotenen Präparaten geboten! Die Dosierung der Vitamine ist dort oft viel zu hoch, und andere möglicherweise schädliche Zusatzstoffe sind nicht (ausreichend) gekennzeichnet.

Auch wichtig: Das richtige Getränk

Zu einer gesunden Ernährung gehören aber nicht nur die passenden Lebensmittel, sondern selbstverständlich auch gesunde Getränke. Am besten ist mineralstoffreiches, fluoridfreies Wasser. Tafel-, Heil- oder Quellwasser ist übrigens wertvoller als Leitungswasser. Ungesüßter Tee und Kaffee kommen ebenso infrage wie Fruchtsaftschorlen. Und wer zwei bis drei Liter täglich davon trinkt, hält damit seinen Stoffwechsel in Gang und kann sicher sein, dass alle den Organismus belastenden sowie entzündungsfördernden Gifte und Stoffe ausgespült werden können. Als Durstlöscher wenig geeignet und aufgrund ihres hohen Zuckergehalts extrem ungesund sind Softdrinks wie Limonade, Eistee oder Cola.

Tipp: Trinken Sie regelmäßig über den Tag verteilt. Denn wenn Sie Durst verspüren, leidet der Körper bereits unter Flüssigkeitsmangel.

Sind Sie ein gesunder Esser?

Sind Sie der Meinung, dass Sie sich gesund und ausgewogen ernähren? Oder ist Ihnen nach den bisherigen Ausführungen klar geworden, dass sich an Ihren Essgewohnheiten durchaus etwas ändern sollte – vor allem wenn Sie sich ein niedrigeres biologisches Alter als Ihr Kalenderalter wünschen? Und was ist mit Ihrem Essverhalten? Gesunde Lebensmittel sind das eine, aber wenn das Essverhalten nicht passt, verpufft so mancher positive Effekt. Machen Sie den folgenden Ernährungstest, um zu erfahren, ob Sie Handlungsbedarf haben.

Ernährungstest

Zählen Sie die Punkte Ihrer folgenden Antworten zusammmen. Am Ende erfolgt die Auswertung.

Frühstück gibt es

- jeden Tag = 0
- nie = 2
- manchmal = 2

Zu Mittag esse ich

- meist auswärts oder selbst gekochte warme/kalte Mahlzeiten mit Fleisch/Fisch, Beilage, Gemüse = 0
- häufig gar nichts = 1
- meist Fast Food oder Fertiggerichte = 2

Zu Abend esse ich

- meist auswärts oder selbst gekochte warme/kalte Mahlzeiten mit Fleisch/Fisch, Beilage, Gemüse = 0
- meist kalte Mahlzeiten mit Brot, Käse und Wurst = 2
- meist kalte Mahlzeiten mit Salat, Brot und Käse = 1
- häufig Salat oder Gemüse mit Fisch oder Fleisch = 0

Vor dem Zubettgehen

- esse ich meist noch etwas = 2
- esse ich nichts mehr = 0

Zum Braten verwende ich

- Olivenöl oder Rapsöl = 0
- andere pflanzliche Öle, z. B. Sonnenblumenöl = 1
- Butter oder Butterschmalz = 1
- Schweineschmalz = 2

Für Salatsoßen verwende ich

- Oliven-, Raps- Lein- oder Nussöl = 0
- andere Öle wie Sonnenblumen- oder Distelöl = 1
- fertige Dressings = 2

Von Obst und Gemüse gibt es

- täglich 5 Portionen und mehr = 0
- täglich 2 bis 4 Portionen = 1
- täglich eine bis keine Portion = 2

Zwischendurch esse ich häufig Milchschokolade, Fruchtjoghurt, Kekse etc.

- ja = 2
- nein = 0

Ich esse

- eher schnell = 2
- eher langsam = 0
- vor dem Fernseher oder beim Zeitunglesen = 1
- meist mit meiner Familie = 0
- häufig aus Langeweile = 2
- häufig, um mich zu trösten oder aus Frust = 2

Ich habe öfter regelrechte Essattacken

- ja = 2
- nein = 0

Ich trinke täglich

- vor allem (Mineral-)Wasser = 0
- vor allem Softdrinks (Cola, Limonade, Eistee) = 2
- bis zu drei Tassen Kaffee = 0
- mehr als drei Tassen Kaffee = 1
- mindestens zwei Liter Wasser oder ungesüßten Tee = 0

- 1 bis 1,5 Liter Wasser oder ungesüßten Tee = 1
- weniger als 1 Liter Wasser oder ungesüßten Tee = 2

Alkohol trinke ich

- selten bis gar nicht = 0
- 1- bis 3-mal pro Woche ein bis zwei Gläsern = 1
- täglich ein bis zwei Gläser = 2
- nur am Wochenende, dann aber viel = 2

Ich habe folgende körperliche bzw. gesundheitliche Probleme

- Übergewicht = 2
- Diabetes = 2
- Bluthochdruck und/oder hohe Cholesterinwerte = 2
- erhöhte Harnsäure, Gicht = 2

Auswertung

0–7 Punkte

Sie ernähren sich offensichtlich sehr ausgewogen, und Ihre Essgewohnheiten sind förderlich. Es gibt keinen Grund, hierbei etwas zu ändern. Machen Sie weiter so. Ihr Körper wird es Ihnen danken. Auf diese Weise ha-

ben Sie den besten Einfluss auf Ihren Alternsgang.

8–15 Punkte

Ihre Ernährung ist anscheinend nicht ideal. Da gäbe es einiges zu verbessern. Manche Sünden lassen sich mit regelmäßiger Bewegung wiedergutmachen. Trotzdem: Achten Sie besser auf Ihre Lebensmittelauswahl und Ihr Essverhalten – denn damit beugen Sie am besten Übergewicht, Herz-Kreislauf-Erkrankungen, Diabetes, Krebs oder Autoimmunerkrankungen vor. Eine ausgewogenere Ernährung und regelmäßige, bewusst eingenommene Mahlzeiten lohnen sich auf jeden Fall!

16–23 Punkte

Ihre Ernährungsgewohnheiten sind bedenklich. Sie müssen dringend etwas ändern, denn sollten Sie so weitermachen, haben Sie ein ziemlich erhöhtes Risiko für Zivilisationskrankheiten wie Übergewicht, Herz-Kreislauf-Erkrankungen, Diabetes, Krebs oder Autoimmunerkrankungen.

Tipps, wie Sie Ihre Ernährung schrittweise umstellen können, finden Sie ab Seite 106.

WCRF-Empfehlungen für einen gesunden Lebensstil

Vorab gebe ich Ihnen an dieser Stelle schon einmal einen hilfreichen Überblick, mit welchen konkreten Maßnahmen Sie sich am besten vor ernährungsbedingten »Altersbeschleunigern« schützen können. Die Empfehlungen stammen vom World Cancer Research Fund (WCRF) zum Schutz vor Krebs.

- Schlank bleiben, **Übergewicht vermeiden**. Begründung: Die lebenslange Beibehaltung eines normalen Körpergewichts könnte eine der wichtigsten Maßnahmen zum Schutz vor Krebserkrankungen sein. Normales Körpergewicht schützt außerdem gegen eine Reihe anderer, häufig auftretender chronischer Krankheiten.

- **Energiedichte** Lebensmittel meiden, z. B. zuckerhaltige Getränke und kohlenhydratreiches Essen. Begründung: Der Konsum energiedichter Lebensmittel und gezuckerter Getränke nimmt immer mehr zu und trägt vermutlich zum globalen Anstieg von Übergewicht bei.

- Möglichst viel **Gemüse, Obst, Vollkornprodukte und Hülsenfrüchte** essen. Begründung: Umfassende Untersuchungen zeigen, dass die meisten Kostformen, die gegen Krebserkrankungen schützen, überwiegend aus pflanzlicher Nahrung bestehen.

- Konsum von **rotem Fleisch einschränken**, Fleisch- und Wurstwaren meiden. Begründung: Rotes und verarbeitetes Fleisch wird als »überzeugende« oder »wahrscheinliche« Ursache einiger Krebserkrankungen eingestuft.

- **Salzarm** essen. Begründung: Untersuchungen zum Thema »Maßnahmen zur Haltbarmachung, Verarbeitung und Zubereitung von Lebensmitteln« zeigen, dass Salz und mit Salz haltbar gemachte Lebensmittel wahrscheinlich eine Ursache für Magenkrebs sind.

- Wenig, wenn möglich **keinen Alkohol** trinken. Begründung: Forschungsergebnisse rechtfertigen hinsichtlich Krebserkrankungen die Empfehlung, keinen Alkohol zu trinken.

- **Keine Nahrungsergänzungsmittel** zu sich nehmen. Begründung: Ausgewertete Daten zeigen, dass hochdosierte Nahrungsergänzungsmittel sowohl vor Krebs schützen als auch Krebs begünstigen können. Es gibt allerdings keine sichere Einschätzung des Nutzens und der Risiken von Nahrungsergänzungsmitteln.

- **Körperliche Aktivität**: täglich mindestens 30 Minuten (z. B. schnelles Gehen). Begründung: Die meisten Bevölkerungsgruppen, insbesondere die in industrialisierter und städtischer Umgebung, sind körperlich weniger aktiv, als sie es naturgemäß sein sollten.

- **Nicht rauchen!**

Welches Ernährungsverhalten hält jung?

Wenn es um das Ziel geht, über die Ernährung die Geschwindigkeit des Alterns positiv zu beeinflussen, stehen zwei Schwerpunkte im Fokus: Gewichtsreduktion (bei Übergewicht) und Schutz der Zellen beziehungsweise die Stärkung des Immunsystems.

Hinter einer notwendigen Gewichtsabnahme steckt zum einen die Empfehlung des WCRF, schlank zu bleiben und Übergewicht zu vermeiden. Zum anderen geht es um den »Gesundheitskiller Bauchfett« – siehe Seite 66. Wenn Sie also dazu neigen, überflüssige Pfunde besonders um die Bauchregion anzusammeln, dann kann Ihnen unser Ernährungsprogramm »5 Tage schlemmen, 2 Tage diäten« bestens dabei helfen, diese abzubauen und damit Ihren Stoffwechsel wieder ins Gleichgewicht zu bringen.

Übergewichtiges Deutschland

Hierzulande sind 67 Prozent der Männer, 53 Prozent der Frauen und 15 Prozent der Kinder übergewichtig – Tendenz steigend.

Ingwerwurzel	20 g
Lemongras	40 g
Mateblätter	20 g
Brennnesselblätter	10 g
Eisenkraut	10 g

Und das geht so: An zwei frei gewählten Tagen in der Woche halten Sie Diät. Es gibt dann eine eiweißbetonte, sättigende Abendmahlzeit mit 500 Kilokalorien. Dafür habe ich für Sie tolle Rezepte entwickelt – mit Fleisch, Fisch oder vegetarisch, die alle exakt 500 Kilokalorien bereitstellen. Sie finden Sie ab Seite 114. Da ist garantiert für jeden etwas dabei. An den restlichen Tagen der Woche brauchen Sie nichts zu beachten und dürfen essen und leben wie gewohnt. Wer in dieser Zeit über die Stränge schlägt, wird natürlich geringere Effekte erzielen als jemand, der auch diese Tage maßvoll gestaltet.

Die Umsetzung der Diät ist extrem simpel. An den beiden Fastentagen können Sie trinken, so viel Sie wollen, aber bitte nur ungesüßte Getränke wie Kaffee, Tee und Wasser. Zusätzlich gibt es als Mahlzeitenersatz heiße Gemüsebrühe – entweder am Mittag oder am Abend.

Eine spezielle Kräuterteemischung unterstützt den Abnehmeffekt spürbar und schmackhaft. Diese Kräuter greifen nämlich an verschiedenen, für den Stoffwechsel wichtigen Stellen im Körper an und fördern damit das Wohlbefinden während des Abnehmens. Der Tee setzt sich folgendermaßen zusammen (pro 100 g):

Die Ingwerwurzel beispielsweise unterstützt die Ausscheidung von belastendem Gewebswasser und befreit somit den Körper von störenden Stoffen. Das Lemongras stärkt das Immunsystem, wirkt gleichzeitig anregend und lässt Sie fitter in den Tag starten. Seine gewebsstraffenden Eigenschaften runden diese positiven Effekte auf den Körper ab. Die Mateblätter unterstützen die aktivierende Wirkung des Lemongrases und fügen noch eine tonisierende Wirkung hinzu. Das bedeutet, dass der Kreislauf angeregt wird, der Grundumsatz des Körpers steigt und sich damit der Kalorienverbrauch erhöht. Die Brennnesselblätter und das Eisenkraut wiederum kümmern sich darum, dass Abbauprodukte besser ausgeschieden werden können. Auch dadurch befreit sich der Körper leichter von eingelagertem Gewebswasser und erhält die aktive Darmtätigkeit auch während der ernährungsreduzierten Tage.

Die optimale Unterstützung gewährt der Tee bei folgender Dosierung: An den fünf normalen Ernährungstagen trinken Sie ein bis zwei Tassen pro Tag, an den beiden reduzierten Tagen drei bis vier Tassen. Die Wirksamkeit steigt, je länger man die Kräuter ziehen lässt. Dabei entwickelt die Ingwerwurzel ihre typische Schärfe. Das ist zwar gesund, aber nicht jedermanns Geschmack. Probieren Sie es einfach aus und finden Sie Ihre persönliche Intensität.

Diesen Tee von Dr. Hölzle können Sie direkt im Onlineshop der AVIE Tiergarten Apotheke in Konstanz unter www.e-go-Pharm24.de bestellen.

Ein Kinderspiel: Gemüsebrühe zubereiten

Wer es bequem liebt, kauft sich eine von den guten gekörnten Gemüsebrühen (in Bioqualität und ohne Geschmacksverstärker sowie Hefeextrakt) und gießt sie einfach mit kochendem Wasser auf. Fertig! Am besten in kleinen Schlucken nippen und genießen.

Noch besser ist natürlich eine selbst zubereitete Gemüsebrühe. Das Rezept ist denkbar einfach: Sie nehmen 500 g verschiedene Gemüsearten der Saison, zum Beispiel Karotten, Sellerie, Lauch, Weißkohl oder Kohlrabi. Schneiden Sie das Gemüse in grobe Stücke und geben Sie alles in einen Topf mit 2 Liter Wasser. Würzen Sie die Flüssigkeit mit Salz, Pfeffer und Liebstöckel und bringen Sie sie zum Kochen. Nach 10 bis 15 Minuten Kochzeit (leichtes Köcheln) entfernen Sie die Gemüsestücke – die Brühe ist fertig. Mit frischen Kräutern wie Schnittlauch, Petersilie oder Thymian zaubern Sie ein abwechslungsreiches Aroma. Guten Appetit!

Welcher Mahlzeittyp sind Sie? Bevorzugen Sie ein gutes Mittagessen? Oder ist Ihnen Ihr Abendessen heilig? Entsprechend Ihren Vorlieben können Sie es sich aussuchen, ob Sie Ihre 500-Kalorien-Eiweißmahlzeit mittags oder abends zu sich nehmen. Für den Abnehmerfolg spielt das keine Rolle. Ebenso ist es egal, an welchen Tagen Sie fasten. Für manche ist es leichter, die beiden Fastentage am Stück, also direkt hintereinander, zu nehmen. Anderen wiederum geht es besser, wenn sie sie über die Woche verteilen. Wichtig ist nur: Es sollten immer die gleichen Tage sein. So gewöhnt man sich besser an den Rhythmus, und Gewohnheit setzt ein. Daher bitte keine nachträgliche Umstellung! Überlegen Sie im Voraus gut, wann die beiden Fastentage am besten in Ihren Alltag passen. Wann arbeiten Sie? Wann sind Sie zu Hause? Wann ist Ihre Belastung am höchsten? Wann beansprucht Ihre Familie Sie am wenigsten? Welche regelmäßigen Termine wie Stammtisch, Sport oder Treffen mit Freunden gibt es? Am besten Sie erstellen sich einen 7-Tage-Plan, in den Sie alle Vorhaben der Woche eintragen. Damit haben Sie einen schnellen Überblick über Ihre Aktivitäten und Verpflichtungen.

Wichtig ist nun, dass Sie Ihre guten Vorsätze möglichst ohne Umschweife umsetzen. Dazu gehört auch der Einkauf für die an den Diättagen eingeplanten Gerichte. Schreiben Sie sich dafür unbedingt einen Einkaufszettel und halten Sie sich daran! Am besten, Sie beschaffen sich gleich alles, was Sie für beide Eiweißmenüs der Woche und für die Zubereitung der Gemüsebrühe (je nach Saison) brauchen. Besorgen Sie sich auch rechtzeitig den Abnehmtee. Dann haben Sie alles Nötige im Haus, und es gibt keine Ausreden, etwas anderes zu essen und zu trinken. Noch ein Tipp für das Einkaufen: Konzentrieren Sie sich allein auf Ihre

Einkaufsliste. Schauen Sie im Supermarkt nicht nach links und nicht nach rechts. Widerstehen Sie allen Verführungen. Achten Sie darauf, dass Sie Ihren Einkauf möglichst zügig erledigen.

Machen Sie sich keine Sorgen: Sie werden Ihren normalen Alltag trotz der an zwei Tagen kalorienreduzierten Ernährung ohne Probleme meistern. Sie können arbeiten und sich konzentrieren. Sie sind leistungsfähig und werden auch gut schlafen. Der Körper erfährt keinerlei Mangel. Im Gegenteil: Er ist dankbar, einmal weniger beansprucht zu werden und nicht ständig diesen Überfluss verarbeiten zu müssen.

Unnötiges entsorgen

Sorgen Sie für »Harmonie« in Ihrem Kühlschrank! Bei der fernöstlichen Harmonielehre Feng Shui dreht sich alles um gute Energien in Haus und Wohnung. Eine der ersten Maßnahmen für gutes Feng Shui besteht im Aufräumen und Wegwerfen. Denn – so die Theorie – alle Gegenstände, die uns nichts nützen und die wir nicht gebrauchen können, blockieren den freien Energiefluss und belasten uns unnötig. Übertragen Sie diese Idee einmal auf Ihren Kühlschrank und Ihre Vorratshaltung. Wie viele ungünstige Energieträger stehen bei Ihnen in den Regalen? Wie viele lang haltbare Lebensmittel ohne Nährwert horten Sie? Wie oft kaufen Sie sich etwas Frisches?

Ist es Ihnen wichtig, viel und günstig einzukaufen? Wie groß ist Ihr Süßigkeitendepot? All diese Dinge verstopfen Ihren Energiefluss sowohl auf körperlicher als auch auf geistig-seelischer Ebene – das ist spürbar am Bauchumfang, an Ihrer Stimmung und Ihrer Leistungsfähigkeit.

Klar, Vorratshaltung ist praktisch und spart Zeit, dagegen ist nichts einzuwenden. Das lässt sich aber auch mit gesunden Schlankmachern bewerkstelligen. Blenden Sie zukünftig beim Einkaufen bestimmte Nahrungsmittel einfach aus und achten Sie auf Qualität vor Quantität. Am leichtesten nehmen Sie ab (und halten Ihr Gewicht), wenn Sie sich langfristig eher fett- und ballaststoffreich ernähren als ballaststoffarm und kohlenhydratreich. Mit hochwertigem (Bio-)Fleisch, Fisch (vor allem Kaltwasserfisch), Eiern, Oliven-, Raps- oder Walnussöl und Nüssen zapfen Sie die besten Fett- und Proteinquellen an. Kombinieren Sie diese mit viel Obst und Gemüse und ergänzen Sie all das durch Milchprodukte. Bei Getreideprodukten fällt die Entscheidung für Vollkorn. Diese Ernährung ist ausgewogen, gesund und vor allem lecker.

Wenn Sie Ihr Bauchfett langfristig einschmelzen wollen, sollten Sie beim Einkaufen umdenken und Ihre Vorratskammer entrümpeln. Kaufen Sie Lebensmittel zukünftig nur noch nach Qualitätskriterien. Dann versorgen Sie Ihren Körper beim Essen mit wertvollen Inhaltsstoffen, belasten ihn weniger und haben dafür mehr Energie! Ihre Geschmacksnerven werden wieder sensibilisiert, und Essen wird zum sinnlichen Genuss. Denn: Alles, was Sie ohne Genuss essen, ist überflüssig!

Weniger ist mehr

Es ist hinreichend bewiesen, dass Kalorienrestriktion den Stoffwechsel normalisiert, vor Krebs schützt und das Leben verlängert. Ein oder zwei sogenannte Entlastungstag(e) pro Woche, also vier oder acht Tage pro Monat, oder auch nur das Weglassen des Abendessens zeigen schon große Wirkung.

Im Arbeitsleben ist ein arbeitsfreier Tag pro Woche zur Erholung und Entlastung zur Selbstverständlichkeit geworden. Dasselbe sollten Sie Ihrer Verdauung gönnen. Schließlich arbeiten Darm und Leber durchgehend, ohne sich eine Auszeit nehmen zu können. Für Ihre Verdauungsorgane ist deshalb mindestens ein Entlastungstag pro Woche mit entsprechend reduzierter Kalorienzufuhr notwendig! Dann können sich die Verdauungsorgane und der Stoffwechsel regenerieren, und Ihr Gewicht reguliert sich von ganz allein.

Besonders aber gilt für unser Ziel: Durch die verminderte Nahrungsaufnahme verlangsamt sich der Alterungsprozess der Zellen und Organe. Denn mit einer Kalorienrestriktion vermindert sich der oxidative Stress des Körpers – und dadurch verzögert sich die sogenannte primäre Alterung, also die unvermeidliche Alterung. Jedenfalls freuen sich die inneren Organe, wenn sie ein- oder zweimal wöchentlich eine kleine Pause einlegen dürfen.

Die Frage nach dem optimalen Zeitpunkt für eine Entlastung lässt sich dabei nicht allgemein beantworten. Entscheidend sind Ihre Lebensumstände und Gewohnheiten. Jeder muss deshalb für sich entscheiden, wann es für ihn am besten passt. Es gibt Tage, an denen man sowieso eher wenig Appetit hat. An anderen Tagen ist man so beschäftigt, dass man das Essen glatt vergisst ... Denken Sie genau über Ihren Wochenablauf nach. Es bieten sich sicher ein paar gute Möglichkeiten.

Fasten – Ein natürliches Bedürfnis

Tiere fressen oft ein bis zwei Tage gar nichts, wenn es ihnen nicht gut geht. Das ist ein Mechanismus, den wir Menschen verlernt haben. Wir glauben, täglich essen zu müssen, um bei Kräften zu bleiben. Hinzu kommt, dass wir durch Geschmacksverstärker und Zusatzstoffe aus unserem inneren Rhythmus gebracht werden. Könnten wir besser auf unseren Körper hören, würden wir spüren, wann er lieber fasten und aufs Essen verzichten möchte. Horchen Sie in sich hinein, wann solche Tage sind. Die zwei Entlastungstage pro Woche fallen dann nicht schwer. Und Sie spüren schnell, dass es Sie entlastet, nicht essen zu müssen!

Also noch einmal: keine Angst vor Leistungsverlust aufgrund der zwei Diättage. Der Körper weiß sich zu helfen. Schließlich gibt es genügend Reserven, auf die er zurückgreifen kann. Zudem ist die Basisernährung durch die eiweißhaltigen

500 Kilokalorien gesichert. Das schützt Sie vor dem gefürchteten Jo-Jo-Effekt, und Sie versorgen Ihren Körper beim Essen mit dem wertvollen Inhaltsstoff Eiweiß. Das heißt, Sie belasten ihn weniger und haben deshalb mehr Energie!

Geheimwaffe Eiweiß

Warum Eiweiß? Ganz einfach: Wer sich eiweißreich ernährt, verliert automatisch Pfunde. Lebensmittel mit viel Eiweiß wie Joghurt, Hülsenfrüchte, Hühnchen oder Eier sättigen besser als Kohlenhydrate. Eiweiß wirkt wie ein natürlicher Appetitzügler. Das liegt daran, dass Eiweiß den Körper dazu anregt, ein »Antihungerhormon« zu produzieren. Das haben englische Studien ergeben.

Eiweißreiche Nahrungsmittel gelten bei Ernährungswissenschaftlern zudem als »Fettverbrenner«. Der Körper muss nämlich viel Energie aufwenden, um etwa aus einem mageren Stück Geflügel körpereigenes Eiweiß herzustellen. Die Formel dazu: Pro 4 Kilokalorien Eiweiß muss der Körper 1 Kilokalorie aus seinen Fettdepots abgeben.

Weil Eiweiße die Grundbausteine des Lebens sind, bewirken sie im menschlichen Körper viel Gutes. Im Detail: Eiweiß nennt man auch Protein. Jedes Protein besteht aus einer oder mehreren Ketten von Aminosäuren. Ihre Hauptaufgabe ist es, dafür zu sorgen, dass verschiedene Körperstrukturen wachsen, sich entwickeln oder erneuert werden. Das sind Muskeln, Bänder, Knochen, Gewebe, Organe, aber auch Nägel, Haut und Haare sowie Enzyme und Hormone. Außerdem stärken sie unsere Abwehrkräfte.

Nehmen wir Eiweiß über das Essen auf, wird es in Aminosäuren aufgespalten und mit deren Hilfe in körpergerechtes Eiweiß umgewandelt. Dazu benötigt unser Körper 22 verschiedene Aminosäuren. Die meisten davon können wir selbst herstellen. Neun aber müssen regelmäßig über die Nahrung zugeführt werden. Sie sind lebenswichtig und heißen deshalb »essentielle« Aminosäuren.

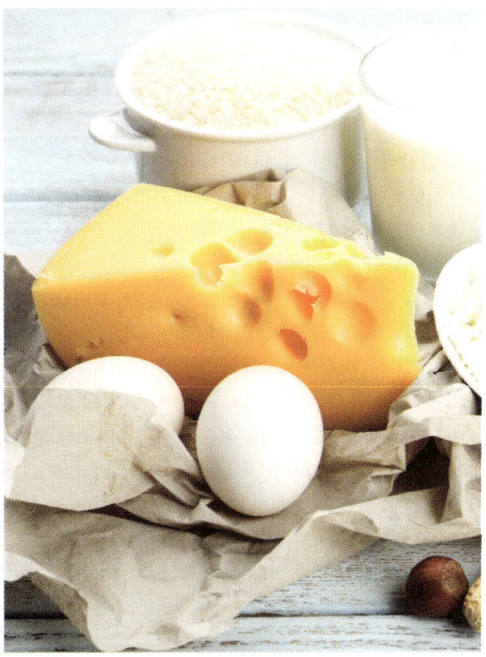

Als natürliches Aufputschmittel gilt beispielsweise die Aminosäure Tyrosin. Sie kann der Körper selbst herstellen, wenn man ihn dabei unterstützt: Essen Sie reichlich Eiweiß ohne Fett und erhöhen damit Ihren Gesamteiweißspiegel. Nur wenn er hoch ist, wird das zugeführte Eiweiß nicht sofort in Immunsystem, Muskeln, Haut oder Nervenzellen eingebaut, sondern steht dem Gehirn zur Produktion von Tyrosin zur Verfügung.

Eiweiße ermöglichen Stoffwechselvorgänge, Muskelbewegungen (auch des Herzmuskels) oder Signalübertragungen im Gehirn. Auch Reparaturarbeiten an den Zellen sind nur mithilfe von Eiweißen möglich. Sie sorgen also dafür, dass wir gesund und leistungsfähig bleiben – und tragen deshalb besonders dazu bei, den Alterungsprozess zu verlangsamen. Um die wichtigen Stoffe aus dem Eiweiß für uns nützlich zu machen, braucht der Körper genügend Vitamine, Mineralstoffe und Spurenelemente. Deshalb habe ich für die für Sie entwickelten Rezepte vor allem solche Zutaten und Lebensmittel gewählt, die diese Ihrem Körper ausreichend zur Verfügung stellen.

Weil der Körper die ihm zugeführten Eiweiße immer auch sehr schnell verbraucht, müssen sie ständig »nachgeliefert« werden. Die Deutsche Gesellschaft für Ernährung DGE empfiehlt deshalb, dass man täglich 1 Gramm Eiweiß pro Kilogramm Körpergewicht und Sportler sogar 1,6 Gramm aufnehmen sollen. Aufgrund der guten Eigenschaften, die Proteine vorweisen, ist bei gesunden Menschen gegen einen höheren Anteil von Eiweiß in der Ernährung nichts einzuwenden. Doch Eiweiß ist nicht gleich Eiweiß – die Quelle ist entscheidend. Essen wir beispielsweise zu viel tierisches Eiweiß mit jeder Menge gesättigter Fettsäuren, kann es nicht mehr entsprechend verarbeitet werden und lagert sich im Bindegewebe und in den Gelenken an. Eine Überversorgung mit Eiweiß bringt den Kalziumhaushalt durcheinander, strapaziert Nieren und Leber und kann zu Übersäuerung und Gicht führen.

Vorsicht vor Überversorgung

Kein Extrem ist gesund! Deshalb darf die Ernährung nicht ausschließlich oder hauptsächlich auf Eiweiß aufbauen. Zu viel aufgenommenes Eiweiß überfordert die Nieren. Wenn nämlich Eiweiß verstoffwechselt wird, entstehen Abbauprodukte, die über die Nieren und die Leber ausgeschieden werden. Diese Mehrarbeit kann die Organe auf Dauer überlasten. Trinken Sie also bei übermäßiger Proteinzufuhr möglichst viel, damit die Nieren gut »durchgespült« werden.

Auch eine Unterversorgung mit hochwertigem Eiweiß hat unerwünschte Folgen: Sie führt zu körperlichem und geistigem Leistungsabfall, greift das Immunsystem an und beschleunigt Alterungsprozesse spürbar. Eine Kost mit mehr Proteinen und weniger Kohlenhydraten ist daher die beste Entscheidung, wenn es darum geht, unser biologisches Alter zu senken. Sie senkt auch die »schlechten« Blutfettwerte, während das »gute« Cholesterin steigt. Es gilt:

- **Tierisches Eiweiß** kann der Körper am besten verwerten, weil es dem menschlichen Eiweiß ähnelt. Fisch hat sich besonders bewährt, noch vor Sojaprodukten oder Fleisch. Empfehlenswert sind sogenannte Magerfische wie Zander, Kabeljau oder Seelachs. Aber auch ein echtes Bio-Hühnerei wirkt günstig auf den Eiweißhaushalt. Milch und (fettarmer) Käse vervollständigen das Programm. Das Eiweiß aus diesen Lebensmitteln kann vom Körper nahezu komplett aufgenommen werden.

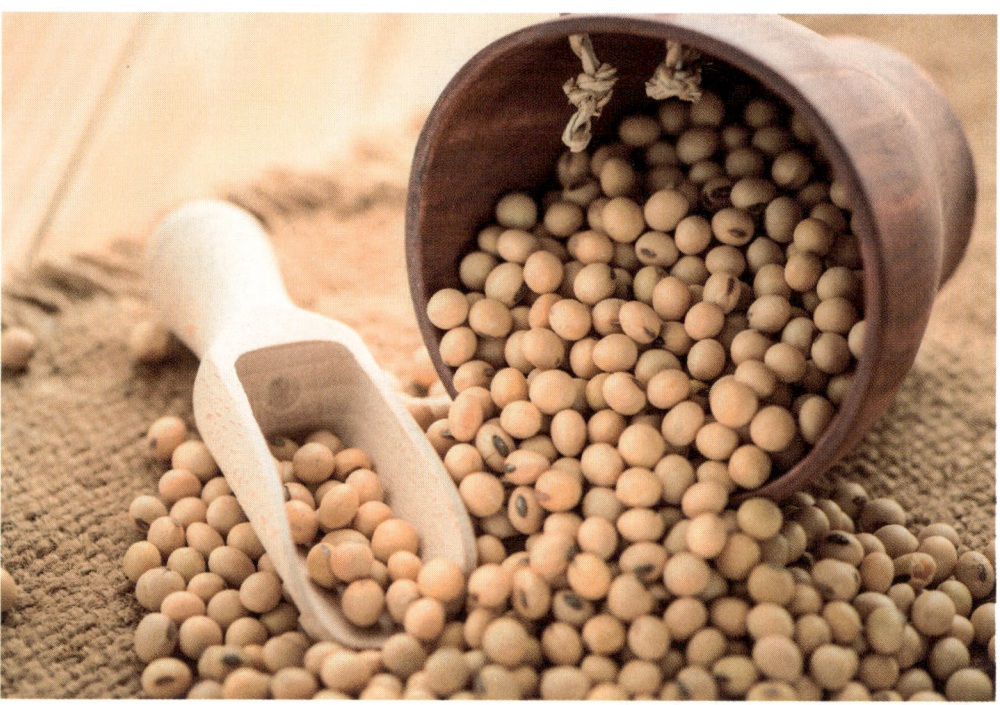

- **Pflanzliches Eiweiß** hat den Vorteil, dass es meist fettfrei ist: Hier stehen vor allem Sojabohnen und andere Hülsenfrüchte an oberster Stelle. Linsen gelten beispielsweise als beste Energieträger. Doch aufgrund ihres relativ hohen Anteils an Kohlenhydraten sind sie in unserem Rezeptteil ab Seite 114 nicht vertreten. Schließlich sollen Sie an den beiden Diättagen Kalorien einsparen. Aufgrund der hervorragenden Werte etwa der Linse von 23 Prozent Eiweiß und nur einem Prozent Fett (zum Vergleich: Fisch und Fleisch enthalten 20 Prozent Eiweiß, aber auch etwas mehr Fett) empfehlen wir, an den »freien« Tagen bevorzugt auf solche Eiweißlieferanten zurückzugreifen.

Ideal ist eine ausgewogene Mischung aus tierischen und pflanzlichen Eiweißen. Der Mensch ist auf eine Nahrungskombination aus Fleisch, Fisch, Milchprodukten, Gemüse und Obst ausgerichtet, denn als Katalysator, um den wertvollen Lebensbaustein Eiweiß zu verstoffwechseln, brauchen wir Vitamine, Spurenelemente und Mineralstoffe.

Auf genau diese lebensnotwendigen Nährstoffe sind die nun folgenden Rezepte für die 500-Kalorien-Mahlzeiten an den Diättagen ausgerichtet. Sie enthalten alles, was der Körper braucht. In den 500 Kilokalorien sind jede Menge Eiweiße (E) enthalten, wenig Kohlenhydrate (KH), Fett (F) und viele Vitamine, Spurenelemente und Mineralstoffe. Viel Spaß beim Zubereiten und guten Appetit!

Rezepte: Die Verjüngung geschieht beim Essen

Im nun folgenden Rezeptteil stelle ich Ihnen zwölf Gerichte mit Fleisch, sieben mit Fisch, sechs vegetarische und zwei vegane Varianten vor. Unsere Ernährungsspezialisten haben sie sehr sorgfältig entwickelt, sodass sie exakt 500 Kilokalorien für eine Mahlzeit enthalten und Ihnen eine optimale Eiweißzufuhr bei einem geringen Anteil an Kohlenhydraten liefern. Sie sind also nicht nur extrem lecker, sondern bieten Ihnen alles, was Sie für Ihre beiden Fastentage brauchen. Idealerweise sollten Sie das Essen **und** die Freude beim Zubereiten frischer Lebensmittel genießen. Ihr Gaumen weiß das zu schätzen – ganz sicher!

Hähnchenbrust asiatisch mit Sprossensalat

42 g E, 29 g F, 11 g KH

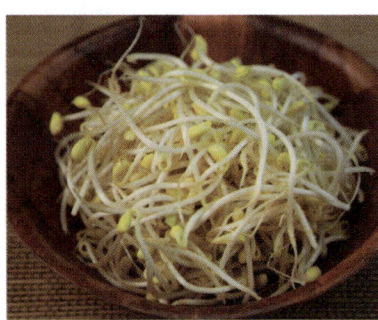

Zubereitungszeit: 25 Minuten

1 Hähnchenbrustfilet (ca. 200 g)

1 walnussgroßes Stück Ingwerwurzel

1 rote Chilischote

1 EL Rapsöl

Salz, Pfeffer

1 mittelgroße Möhre

100 g Sojasprossen

2 EL Sojasauce

Den Backofen auf 200° C vorheizen. Die Hähnchenbrust auf der Oberseite im Abstand von 2 cm kreuzweise 1 cm tief einschneiden und das Fleisch mit dem »Schnittmuster« nach oben auf ein Stück Alufolie legen. Den Ingwer schälen und in möglichst kleine Würfelchen schneiden. Die Chilischote der Länge nach aufschlitzen, die Samen entfernen und das Fruchtfleisch fein hacken. Ingwer und Chili mit Rapsöl, Salz und Pfeffer verrühren und in die Einschnitte der Hähnchenbrust streichen. Die Alufolie zu einem Schiffchen formen und das Fleisch im vorgeheizten Backofen auf der mittleren Schiene 15 Minuten lang garen.

Für den Salat die Möhre putzen, waschen und in feine Streifen schneiden. Mit den Sojasprossen vermischen und mit Sojasauce beträufeln.

Hähnchenschnitzel mit Walnüssen und Feldsalat

43 g E, 37 g F, 2 g KH

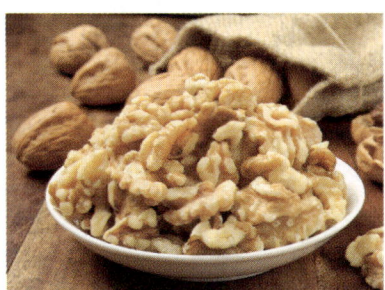

Zubereitungszeit: 20 Minuten

200 g Hähnchen-Innenbrustfilets

Salz, Pfeffer

1 EL gemahlene Walnüsse

1 EL Olivenöl

100 g Feldsalat

1 EL alter Aceto Balsamico

1 EL scharfer Senf

Die Filets vorsichtig flach drücken, salzen und pfeffern. Die gemahlenen Walnüsse auf einem Teller ausbreiten und das Fleisch von beiden Seiten kräftig darauf drücken, sodass das Nussmehl gut haften bleibt. Eine beschichte Pfanne dünn mit Olivenöl bepinseln. Dann die Schnitzel in der heißen Pfanne auf jeder Seite etwa 3 Minuten braten, bis die Kruste goldgelb und knusprig ist.

Den Feldsalat gründlich unter fließendem Wasser waschen und gut abtropfen lassen. Mit einer Marinade aus dem restlichen Olivenöl, Essig, Salz, Pfeffer und Senf anrichten.

Putenstreifen mit Radieschen

56 g E, 26 g F, 7 g KH

Zubereitungszeit: 20 Minuten

1 großes Putenschnitzel (ca. 200 g)

Salz, Pfeffer

1 rote Paprikaschote (ca. 200 g)

½ Bund Radieschen (ca. 75 g)

1 walnussgroßes Stück Ingwerwurzel

20 g gehobelte Mandeln

1 großer EL Rapsöl

1 EL Apfelessig

Das Putenschnitzel salzen, pfeffern und in 1 cm breite Streifen schneiden. Die Paprikaschote waschen, putzen und längs in Streifen schneiden. Die Radieschen waschen, putzen, halbieren und in dünne Spalten schneiden. Die Ingwerwurzel schälen.

Die Mandeln in einer beschichteten Pfanne ohne Fett unter Rühren goldgelb rösten. Herausnehmen und beiseitestellen.

Das Öl in die heiße Pfanne geben und Puten- und Paprikastreifen unter Rühren 4 bis 5 Minuten lang braten, bis sie Farbe angenommen haben. Dann die Radieschenspalten dazugeben und rühren, bis sie glasig sind. Mit Apfelessig ablöschen und den Ingwer darüber reiben. Mit den gerösteten Mandelblättchen bestreut servieren.

Putenschnitzel mit Austernpilzen

58 g E, 27 g F, 6 g KH

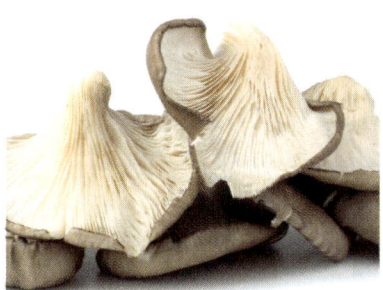

Zubereitungszeit: 25 Minuten

1 großes Putenschnitzel (ca. 200 g)

Salz, Pfeffer

1 mittelgroße Zucchini (ca. 200 g)

200 g Austernpilze

1 EL gehackte Walnüsse

2 EL Rapsöl

gemahlener Koriander

1 EL Zitronensaft

1 EL Schnittlauch in Röllchen

Das Putenschnitzel flach drücken, salzen und pfeffern. Die Zucchini waschen, putzen, längs halbieren und in Scheiben schneiden. Die Austernpilze putzen und in Spalten schneiden.

Die Walnüsse in einer beschichteten Pfanne ohne Fett anrösten, herausnehmen und beiseitestellen. Die Hälfte des Öls in die heiße Pfanne geben und das Putenschnitzel von beiden Seiten goldgelb braten. Dann herausnehmen, in Alufolie wickeln und warm stellen.

Das restliche Öl in die Pfanne geben und die Zucchinischeiben unter Rühren etwa 5 Minuten bissfest garen. Die Pilze dazugeben und noch circa 1 Minute mitbraten. Alles kräftig mit Koriander würzen, mit Zitronensaft ablöschen und mit Salz und Pfeffer abschmecken. Mit Schnittlauch bestreut servieren.

Kaninchen auf Fenchel

54 g E, 27 g F, 10 g KH

Zubereitungszeit: 35 Minuten

2 kleine Fenchelknollen (etwa 300 g)

1 Kaninchenkeule oder ½ Kaninchen-
rücken (etwa 200 g)

Salz, Pfeffer

1 EL scharfer Senf

1 EL Rapsöl

200 ml Gemüsebrühe (instant)

2 EL fettarme Frischkäsezubereitung
mit Kräutern

1 EL gehackte Petersilie

Den Backofen auf 200° C vorheizen. Die Fenchelknollen putzen, waschen, halbieren und in 1 cm breite Streifen schneiden. Das Fenchelgrün klein hacken.

Kaninchenkeule (bzw. -rücken) salzen, pfeffern und mit Senf bestreichen. Das Öl in einem kleinen ofenfesten Bräter erhitzen und das Kaninchenfleisch von beiden Seiten goldgelb anbraten. Dann herausnehmen und beiseitestellen. Die Fenchelstreifen im restlichen Öl unter Rühren anbraten, mit der Gemüsebrühe ablöschen und den Frischkäse einrühren. Das Kaninchen auf den Fenchel legen und im vorgeheizten Backofen 20 Minuten braten. Mit Petersilie bestreut servieren.

Hinweis: Dieses Rezept kann statt mit Kaninchenfleisch auch mit einer Hähnchenkeule (ohne Haut) zubereitet werden.

Schweinefilet mit Blattspinat und Pinienkernen

57 g E, 22 g F, 18 g KH

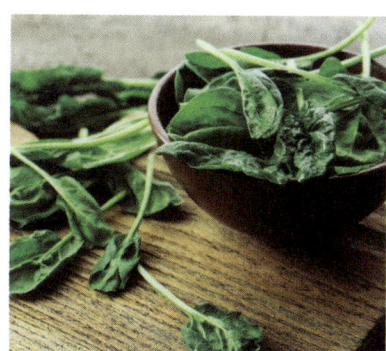

Zubereitungszeit: 20 Minuten

1 EL Korinthen

3 Scheiben Schweinefilet, ersatzweise
3 Minutensteaks (ca. 200 g)

Salz, Pfeffer

300 g frischer Blattspinat oder 150 g tiefgekühlter
Blattspinat

1 kleine Zwiebel

1 Knoblauchzehe

1 EL Pinienkerne

1 EL Rapsöl

Die Korinthen in lauwarmem Wasser einweichen. Die Filetscheiben leicht flach drücken, salzen und pfeffern. Die Spinatblätter sorgfältig waschen, putzen und gut abtropfen lassen. Zwiebel und Knoblauchzehe abziehen und fein würfeln.

Die Pinienkerne in einer großen beschichteten Pfanne ohne Fett goldgelb rösten, herausnehmen und beiseitestellen.

Die heiße Pfanne mit etwas Öl bepinseln und die Filetscheiben von beiden Seiten kräftig anbraten. Herausnehmen, in Alufolie wickeln und warm stellen. Das restliche Öl in der Pfanne erhitzen und Zwiebel- und Knoblauchwürfel darin andünsten. Den Spinat dazugeben und zusammenfallen lassen. Mit Salz und Pfeffer abschmecken. Die Rosinen ausdrücken und dazugeben. Spinat anrichten, die Schweinefilets darauflegen und mit Pinienkernen bestreut servieren.

Hinweis: Schweinefilet hat nicht mehr Kalorien als etwa Putenbrust oder Hähnchenschnitzel. Vorsicht ist aber bei allen anderen Teilen vom Schwein geboten. Entscheiden Sie sich am besten für Biofleisch, denn nur artgerecht gehaltene Tiere entwickeln in ihren Muskeln mehrfach ungesättigte Omega-3-Fettsäuren.

Schweinegeschnetzeltes mit Oliven

51 g EW, 28 g F, 10 g KH

Zubereitungszeit: 25 Minuten

200 g Schweinefilet oder
Schweinerückensteak

1 Bund Frühlingszwiebeln

2–3 Stangen Staudensellerie (etwa 250 g)

10 entsteinte schwarze Oliven

1 EL Olivenöl

100 ml Gemüsebrühe (Instant)

Salz, Pfeffer

Das Fleisch in feine Streifen schneiden. Die Frühlingszwiebeln putzen und in Ringe schneiden. Den Staudensellerie in feine Ringe schneiden, evtl. zuvor dünn schälen. Die Oliven vierteln.

Das Öl in einer beschichteten Pfanne erhitzen und das Fleisch bei starker Hitze unter Rühren scharf anbraten. Dann herausnehmen und warm stellen.

Das Gemüse in die Pfanne geben und 3 Minuten dünsten. Fleisch dazugeben und die Brühe angießen. Alles 10 Minuten köcheln lassen, bis die Selleriestücke gar sind. Wenn nötig, noch etwas Brühe nachgießen. Mit Salz und Pfeffer abschmecken und die Oliven kurz in der Sauce erwärmen.

Eintopf mit Pilzen und Kassler

43 g E, 34 g F, 6 g KH

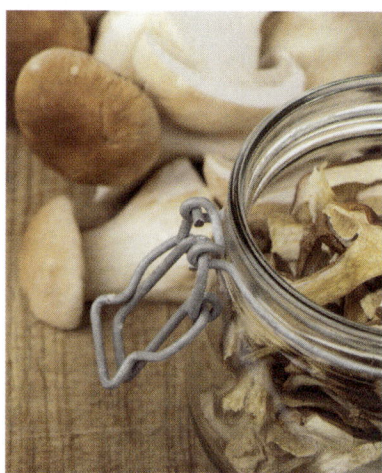

Zubereitungszeit: 35 Minuten

250 ml Gemüsebrühe (Instant)

10 g getrocknete Steinpilze

150 g braune Champignons

1 kleine Zwiebel

1 Knoblauchzehe

2 EL Rapsöl

150 g ausgelöstes Kassler oder Kassler-Lachsbraten

2 EL Schmand oder Crème légère

1 EL gehackte Petersilie

Die Gemüsebrühe erhitzen, 100 ml davon abnehmen und die Steinpilze darin einweichen. Die Champignons putzen und in Spalten schneiden. Zwiebel und Knoblauchzehe abziehen und fein würfeln.

1 EL Rapsöl in einem Topf erhitzen. Zwiebel- und Knoblauchwürfel darin glasig dünsten. Steinpilze abtropfen lassen, dabei die Pilzbrühe auffangen. Steinpilze und Champignons zu den Zwiebeln geben und unter Rühren anbraten. Mit der Pilz- und Gemüsebrühe ablöschen, salzen und pfeffern und etwa 15 Minuten sanft köcheln lassen.

Das Kassler in kleine Würfel schneiden. Das restliche Öl in einer beschichteten Pfanne erhitzen und das Fleisch rundherum braten und kräftig pfeffern.

Das Fleisch zu den Pilzen geben, den Schmand einrühren und mit Petersilie bestreut servieren.

Tipp: Dieses Gericht schmeckt auch mit magerem, gekochtem Schinken. Wenn Sie einen Pürierstab haben, können Sie die Suppe – bevor Fleisch und Schmand dazukommen – pürieren.

Lammfilet mit Mangold

51 g E, 30 g F, 6 g KH

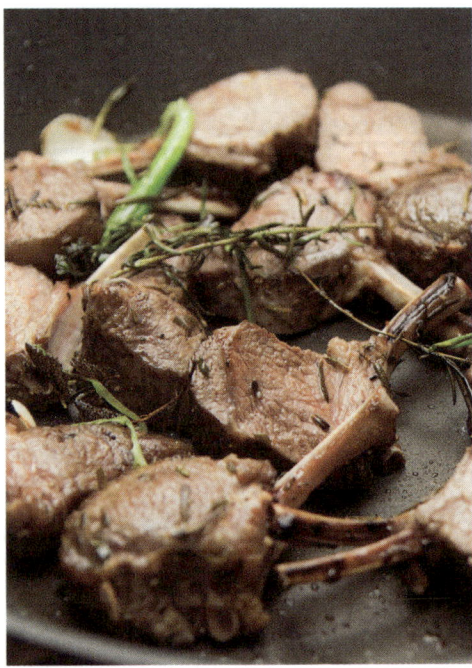

Zubereitungszeit: 25 Minuten

Marinierzeit: 2 Stunden

1 EL Zitronensaft

2 EL Olivenöl

Salz, Pfeffer

200 g Lammfilet

1 Zweig frischer Rosmarin (ersatzweise 1 TL getrockneter Rosmarin)

1 kleine Staude Mangold (etwa 250 g)

1 kleine Zwiebel

1 Knoblauchzehe

20 g Gorgonzola

Aus Zitronensaft, 1 EL Öl, Salz und Pfeffer in einer flachen Schüssel eine Marinade rühren. Die Lammfilets darin wenden, den Rosmarinzweig darauflegen (oder den getrockneten Rosmarin daraufstreuen) und zugedeckt mindestens 2 Stunden ziehen lassen.

Den Mangold in einzelne Blätter teilen, putzen, waschen und abtropfen lassen. Die harten Stiele in feine Streifen schneiden, die Blätter grob hacken. Zwiebel und Knoblauchzehe abziehen und fein hacken. Knapp 1 EL Olivenöl in einem Topf erhitzen. Zwiebel- und Knoblauchwürfel darin glasig dünsten. Die Mangoldstiele dazugeben und etwa 3 Minuten unter Rühren anbraten. Die noch nassen Blätter in den Topf geben und rühren, bis sie zusammengefallen sind. Den Gorgonzola in kleine Würfel schneiden und unter das Gemüse rühren. Warm stellen.

Die Lammfilets aus der Marinade nehmen und mit Küchenkrepp trocken tupfen. Eine beschichtete Pfanne dünn mit dem restlichen Olivenöl auspinseln und die Filets von beiden Seiten je 2 Minuten scharf braten. Auf dem Mangoldgemüse anrichten.

Hüftsteak mit gefüllter Tomate

53 g E, 28 g F, 10 g KH

Zubereitungszeit: 25 Minuten

1 EL Rapsöl

1 Hüftsteak (ca. 200 g)

1 EL Butter

1 EL gehackte Kräuter nach Belieben

1 große Fleischtomate (etwa 250 g)

3 Frühlingszwiebeln

50 g Magerquark

½ TL Paprikapulver

Salz, Pfeffer

Den Backofen auf 150° C vorheizen. Das Öl in einer kleinen beschichteten Pfanne erhitzen und das Steak von beiden Seiten scharf anbraten. In Alufolie wickeln und im vorgeheizten Backofen 15 Minuten ziehen lassen.

In der Zwischenzeit die Butter mit den Kräutern verkneten und kalt stellen.

Von der Fleischtomate den Deckel abschneiden und das Fruchtfleisch mit einem Teelöffel herauskratzen. Fruchtfleisch und Deckel klein würfeln. (Kerne und Saft wegwerfen.) Die Frühlingszwiebeln putzen, abziehen, längs halbieren und in feine Ringe schneiden.

Tomatenwürfel und Frühlingszwiebeln mit dem Quark verrühren und kräftig mit Paprikapulver, Salz und Pfeffer abschmecken. In die ausgehöhlte Tomate füllen.

Das Steak aus der Alufolie nehmen, die Kräuterbutter daraufgeben und die gefüllte Tomate daneben anrichten.

Gebratenes Beef-Tatar auf Sprossenmix

50 g E, 24 g F, 14 g KH

Zubereitungszeit: 20 Minuten

200 g Beef-Tatar

Salz, Pfeffer

½ TL Paprikapulver

1 EL Olivenöl

2 Scheiben Schmelzkäse (z. B. Gouda, 45% Fett. i. Tr.)

½ Bund Radieschen (ca. 100 g)

½ kleine rote Zwiebel

5 entsteinte grüne Oliven

75 g Sprossenmix

2 EL Apfelessig

Den Backofen auf 200° C vorheizen. Das Tatar kräftig salzen, pfeffern, mit Paprikapulver würzen und zu zwei lockeren, flachen Frikadellen formen. Das Öl in einer beschichteten ofenfesten Pfanne erhitzen und das Fleisch von jeder Seite 1 bis 5 Minuten braten (siehe Tipp unten). Dann mit den Käsescheiben belegen, in den Ofen schieben und den Käse 10 Minuten schmelzen lassen.

In der Zwischenzeit die Radieschen waschen, putzen, in dünne Spalten schneiden und in eine Schüssel geben. Die Zwiebel abziehen, in dünne Ringe schneiden und zufügen. Die Oliven vierteln und zusammen mit den Sprossen untermischen. Den Salat mit Salz und Pfeffer abschmecken und mit Apfelessig beträufeln. Die Frikadellen auf dem Sprossensalat servieren.

Tipp: Am besten kaufen Sie frisch durchgedrehtes Tatar beim Metzger. Je nach Vorliebe die Frikadellen von jeder Seite 1 Minute (rare), 2 bis 3 Minuten (medium) oder 4 bis 5 Minuten (well done) anbraten.

Rumpsteak mit Radicchio

52 g EW, 28 g F, 9 g KH

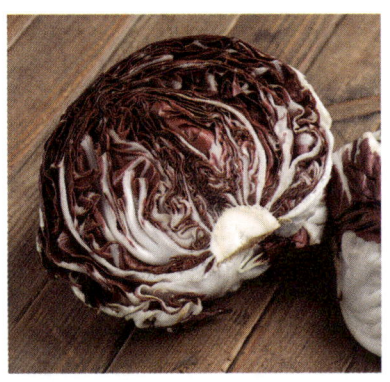

Marinier- und Zubereitungszeit: 45 Minuten

1 EL Aceto Balsamico

Salz, Pfeffer

1 EL Kürbiskernöl

1 Rumpsteak (ca. 200 g)

1 kleiner Kopf Radicchio (ca. 200 g)

1 Fleischtomate

1 TL Rapsöl

2 EL saure Sahne

1 EL Schnittlauch in Röllchen

Aus Essig, Salz, Pfeffer und Kürbiskernöl eine Marinade rühren. Das Steak damit begießen und 30 Minuten zugedeckt ziehen lassen. Ab und zu wenden.

In der Zwischenzeit den Radicchio vierteln, den Strunk keilförmig herausschneiden und die Blätter grob hacken. Die Tomate kurz in kochendes Wasser legen, kalt abschrecken und die Haut abziehen. Tomate vierteln, die Stielansätze und Kerne entfernen und das Fruchtfleisch würfeln.

Das Rapsöl in einer beschichteten Pfanne stark erhitzen. Das Fleisch abtropfen lassen und von beiden Seiten kräftig anbraten. Die Hitze herunterschalten und das Steak von jeder Seite noch etwa 3 bis 6 Minuten weiterbraten. Bei 6 Minuten pro Seite ist es zum Schluss durchgebraten. Das Steak in Alufolie wickeln und warm stellen.

Radicchio und Tomatenwürfel in das Bratfett geben und 2 Minuten unter Rühren dünsten. Vom Herd nehmen und die saure Sahne einrühren. Mit Salz und Pfeffer abschmecken. Mit Schnittlauchröllchen bestreut servieren.

Lachssteak mit Dillsenf

40 g E, 34 g F, 12 g KH

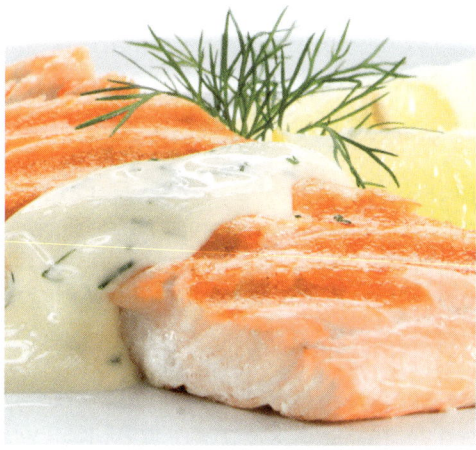

Zubereitungszeit: 20 Minuten

1 EL körniger Senf

1 EL fein gehackter Dill (frisch oder tiefgekühlt)

1 TL Zitronensaft

Salz, Pfeffer

1 Lachssteak ohne Haut (ca. 170 g)

2–3 Stangen Staudensellerie (ca. 250 g)

4 getrocknete Tomaten (ca. 20 g)

1 EL Olivenöl

Den Backofen auf 200° C vorheizen. Aus Senf, Dill, Zitronensaft, Salz und Pfeffer eine Paste rühren. Das Lachssteak auf ein Stück Alufolie legen und die Folie rundherum zu einem Schiffchen formen. Den Fisch mit der Paste bestreichen und im vorgeheizten Backofen auf der mittleren Schiene 15 Minuten braten.

In der Zwischenzeit die Selleriestangen waschen, putzen und in schmale Streifen schneiden. Die getrockneten Tomaten klein schneiden. Olivenöl in einer großen beschichteten Pfanne erhitzen und die Selleriestreifen unter Rühren bissfest garen. Kurz vor Ende der Garzeit die getrockneten Tomatenstreifen unterrühren.

Fisch und Gemüse zusammen servieren.

Lachs in Tomaten-Kokos-Sauce

36 g E, 31 g F, 18 g KH

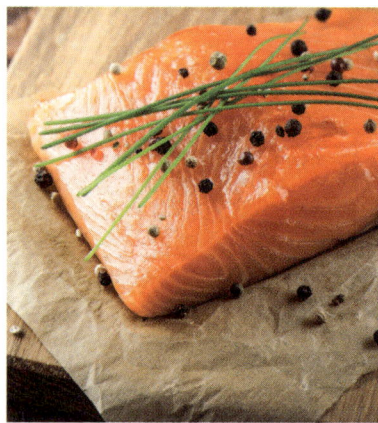

Zubereitungszeit: 25 Minuten

150 g Lachsfilet ohne Haut

Salz, Pfeffer

1 kleine Zwiebel

1 Knoblauchzehe

½ Peperoni

1 rote Paprikaschote (ca. 250 g)

1 Fleischtomate (ca. 200 g)

1 EL Olivenöl

1 TL gemahlener Koriander

½ kleine Dose Kokosmilch (75 ml)

1 EL gehackte Petersilie

Das Lachsfilet salzen und pfeffern. Zwiebel und Knoblauchzehe abziehen und fein würfeln. Peperoni und Paprikaschote waschen und putzen. Peperoni in kleine, Paprika in größere Würfel schneiden. Die Tomate mit kochendem Wasser überbrühen, kalt abschrecken und die Haut abziehen. Die Stielansätze und Kerne entfernen und das Fruchtfleisch würfeln.

Olivenöl in einer beschichteten Pfanne erhitzen und das Lachsfilet darin von beiden Seiten bei milder Hitze jeweils 3 Minuten braten. Dann herausnehmen, in Alufolie wickeln und warm halten.

Paprika- und Peperoniwürfel ins Bratfett geben und unter Rühren leicht anbraten. Tomatenwürfel und Koriander dazugeben und alles einkochen lassen, bis das Gemüse eine sämige Konsistenz hat. Nun die Kokosmilch dazugießen und den Lachs in die Gemüsesauce legen. Noch 3 bis 4 Minuten bei schwacher Hitze durchziehen lassen. Mit Petersilie bestreut servieren.

Tipp: Die übrige Kokosmilch können Sie für die Pilzpfanne auf Seite 131 verwenden. Umgefüllt in ein gut verschließbares Schraubglas hält sie sich drei bis vier Tage im Kühlschrank.

Thunfisch mit Staudensellerie

39 g E, 37 g F, 6 g KH

Zubereitungszeit: 30 Minuten

150 g frischer Thunfisch

1 TL Zitronensaft

2–3 Stangen Staudensellerie (ca. 200 g)

3 Frühlingszwiebeln

1 EL Olivenöl

75 ml Gemüsebrühe (Instant)

5 entsteinte schwarze Oliven

2 EL Frischkäse (20 % Fett i. Tr.)

Salz, Pfeffer

Den Backofen auf 200° C vorheizen. Den Thunfisch mit Zitronensaft beträufeln und zugedeckt ziehen lassen.

Den Staudensellerie putzen, waschen und in Streifen schneiden. Die Frühlingszwiebeln abziehen und in Röllchen schneiden.

Das Öl in einer ofenfesten Pfanne erhitzen. Sellerie und Frühlingszwiebeln unter Rühren etwa 5 Minuten braten. Mit Gemüsebrühe ablöschen und vom Herd nehmen. Dann die Oliven klein schneiden und zusammen mit dem Frischkäse einrühren.

Den Thunfisch trocken tupfen, mit Salz und Pfeffer würzen, auf das Gemüse legen und im vorgeheizten Backofen 15 Minuten garen.

Kabeljau mit Ofengemüse

55 g E, 19 g F, 24 g KH

Zubereitungszeit: 35 Minuten

200 g Kabeljaufilet

1 TL Zitronensaft

1 kleine rote Zwiebel

1 Knoblauchzehe

1 Zucchini (ca. 200 g)

1 Fenchelknolle (ca. 200 g)

1 rote Paprikaschote (ca. 150 g)

1 Fleischtomate

1 EL Olivenöl

75 ml Gemüsebrühe (Instant)

Salz, Pfeffer

20 g fein geraspelter Parmesan oder Grana Padano

Den Backofen auf 200° C vorheizen. Das Kabeljaufilet mit Zitronensaft beträufeln und ziehen lassen. Zwiebel und Knoblauchzehe abziehen und fein hacken. Zucchini, Fenchelknolle und Paprikaschote waschen, putzen und klein schneiden.

Die Tomate mit kochendem Wasser überbrühen, kalt abschrecken und die Haut abziehen. Die Stielansätze und Kerne entfernen und das Fruchtfleisch würfeln.

Das Öl in einer großen beschichteten Pfanne erhitzen, Zwiebel und Knoblauch darin goldgelb anbraten. Zucchini, Fenchel und Paprika dazugeben und unter Rühren etwa 5 Minuten anbraten. Mit Brühe ablöschen und mit Salz und Pfeffer würzen. Die Flüssigkeit einkochen lassen.

Die Hälfte des Gemüses in eine ofenfeste Form füllen. Den Kabeljau trocken tupfen, salzen, pfeffern und darauf legen. Mit dem restlichen Gemüse bedecken, Tomatenwürfel und Käse darauf verteilen und im vorgeheizten Backofen 20 Minuten garen, bis der Käse Farbe angenommen hat.

Asia-Eintopf mit Garnelen

50 g E, 25 g F, 15 g KH

Zubereitungszeit: 30 Minuten

1 walnussgroßes Stück Ingwerwurzel

1 Möhre (ca. 100 g)

1 kleine rote Paprikaschote

4 Frühlingszwiebeln

50 g Shiitakepilze (ersatzweise braune Champignons)

1 EL Rapsöl

300 ml Gemüsebrühe (Instant)

100 g Lachsfilet

125 g gekochte und geschälte Garnelen

50 g Mungobohnensprossen (oder andere Sprossen)

2 EL Sojasauce

Salz, Pfeffer

Sambal oelek nach Belieben

Die Ingwerwurzel schälen und in Würfelchen schneiden. Möhre, Paprikaschote und Frühlingszwiebeln putzen, waschen und in Stifte schneiden.

Die Pilze mit einer weichen Bürste putzen, die Stiele herausknipsen und die Köpfchen in Stücke brechen (Champignons in Scheiben schneiden).

Das Öl in einem kleinen beschichteten Topf erhitzen. Ingwer, Frühlingszwiebel, und Pilze darin anbraten. Möhre und Paprika dazugeben und mit Gemüsebrühe auffüllen. Zugedeckt auf kleiner Flamme 10 Minuten ziehen lassen, bis das Gemüse weich ist.

Den Lachs in Streifen schneiden und zusammen mit den Garnelen und den Mungobohnensprossen in die Suppe geben. Weitere 5 Minuten ziehen lassen.

Dann mit Sojasauce, Salz und Pfeffer abschmecken. Je nach Geschmack mit Sambal
oelek Schärfe hinzufügen.

Hinweis: Beliebte und gut erhältliche Sprossen sind Alfalfa, Bockshornklee, Mungo-
bohnen, Rettich, Senf, Kichererbsen oder Radieschen. Man kann die Samen auch
selbst auf der Fensterbank keimen lassen. Anleitungen dazu gibt es im Internet.

Zanderfilet mit Kräuterkruste und Schalotten

45 g E, 27 g F, 19 g KH

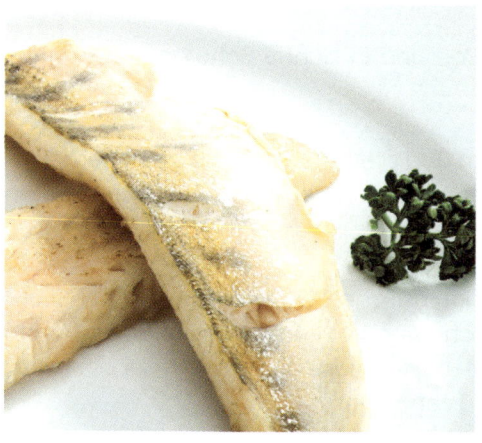

Zubereitungszeit: 25 Minuten

200 g Zanderfilet

1 TL Zitronensaft

1 Knoblauchzehe

2 EL fein gehackte Petersilie

1 EL Sesamsaat

10 g weiche Butter

Salz, Pfeffer

200 g Schalotten

1 EL Rapsöl

2 EL Apfelessig

Den Backofen auf 200° C vorheizen. Das Zanderfilet mit Zitronensaft beträufeln und
ziehen lassen. Knoblauchzehe abziehen und pressen. Aus Knoblauch, 1 EL gehackter
Petersilie, Sesamsaat und Butter eine Paste mischen.

Den Fisch trocken tupfen, salzen und pfeffern und mit der Paste bestreichen. In eine
feuerfeste Form geben und im vorgeheizten Backofen auf der mittleren Schiene etwa
10 Minuten braten, bis die Kruste knusprig ist.

In der Zwischenzeit die Schalotten abziehen und vierteln. Rapsöl in einer beschichteten Pfanne erhitzen und die Schalotten darin goldgelb anbraten. Dann mit Essig ablöschen und mit Salz und Pfeffer abschmecken. Mit der restlichen Petersilie bestreut
servieren.

Rotbarsch mit Zitronenzucchini

54 g E, 28 g F, 8 g KH

Zubereitungszeit: 20 Minuten

½ unbehandelte Zitrone

grobes Meersalz

200 g Rotbarschfilet

1 TL Zitronensaft

300 g Zucchini

50 g Fetakäse

Salz, Pfeffer

1 EL Olivenöl

Die Zitrone heiß waschen, in hauchdünne Scheiben schneiden und in eine kleine Schüssel geben. Mit reichlich Meersalz bestreuen und ziehen lassen.

Das Fischfilet mit Zitronensaft beträufeln und ebenfalls ziehen lassen.

Die Zucchini waschen, putzen, längs halbieren und in dünne Scheiben schneiden. Den Feta mit einer Gabel grob zerdrücken.

Nun den Rotbarsch trocken tupfen und salzen und pfeffern. Das Öl in einer beschichteten Pfanne mild erhitzen und den Fisch von beiden Seiten goldgelb braten. Dann herausnehmen, in Alufolie wickeln und warm stellen.

Die Hitze erhöhen und die Zucchinischeiben im restlichen Öl unter ständigem Rühren 2 bis 3 Minuten bissfest braten. Die Zitronenscheiben trocken tupfen und zusammen mit dem Feta unter das Gemüse heben. Fisch und Gemüse auf einem Teller anrichten und vor dem Servieren mit frischem Pfeffer würzen.

Zucchini mit Käsekruste und Tomaten (vegetarisch)

18 G E, 50 g F, 17 g KH

Zubereitungszeit: 30 Minuten

400 g Zucchini

20 g gehackte Mandeln

20 g geraspelter Gouda (40 % Fett i.Tr.)

Salz, Pfeffer

2 EL Olivenöl

1 Fleischtomate

1 Knoblauchzehe

1 Schalotte

6 entsteinte schwarze Oliven

1 EL frisch gehackte Kräuter (z. B. Basilikum oder Thymian)

Den Backofen auf 200° C vorheizen. Die Zucchini waschen, putzen und in Scheiben schneiden.

Ein Backblech mit Backpapier belegen und die Zucchinischeiben darauflegen. Die gehackten Mandeln und den geraspelten Käse mit Salz und Pfeffer vermischen und auf die Zucchinischeiben geben. Mit 1 EL Olivenöl beträufeln und im vorgeheizten Backofen auf der mittleren Schiene 20 Minuten backen, bis die Kruste goldgelb ist.

In der Zwischenzeit die Tomate waschen, halbieren und die Stielansätze entfernen. Das Fruchtfleisch in kleine Würfel schneiden. Knoblauchzehe und Schalotte abziehen und fein hacken. Die Oliven klein würfeln. Alles mit dem restlichen Olivenöl vermischen und mit Salz und Pfeffer abschmecken. Mit Kräutern nach Belieben bestreuen und getrennt zu den Zucchini servieren.

Lauch in Käsesauce (vegetarisch)

28 g E, 38 g F, 12 g KH

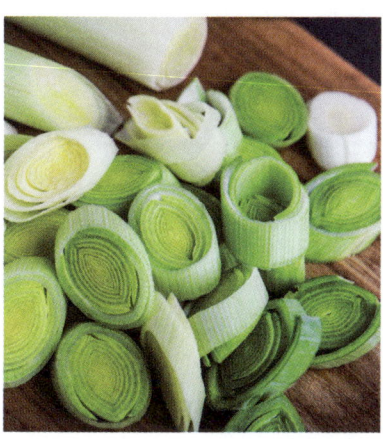

Zubereitungszeit: 20 Minuten

2 Stangen Lauch (geputzt ca. 300 g)

1 EL Rapsöl

50 g Fetakäse

40 g Gorgonzola

50 ml Kaffeesahne (10 % Fett) oder Kondensmilch

Muskatnuss

Salz, Pfeffer

3 Blätter Basilikum

Den Lauch putzen, längs aufschlitzen, gründlich waschen und in Ringe schneiden. Das Öl in einer großen beschichteten Pfanne erhitzen und den Lauch unter Rühren goldgelb braten. Mit etwas Wasser ablöschen.

Feta und Gorgonzola zusammen mit der Sahne in den Lauch rühren. Bei kleiner Hitze 5 Minuten durchziehen lassen. Dann mit Muskatnuss, Salz und Pfeffer abschmecken und mit Basilikumstreifen bestreut servieren.

Überbackener Fenchel (vegetarisch)

25 g E, 35 g F, 20 g KH

Zubereitungszeit: 45 Minuten

3 kleine Fenchelknollen (ca. 400 g)

½ unbehandelte Zitrone

1 kleine Zwiebel

1 Knoblauchzehe

1 EL gehackte Petersilie

25 g geriebener Parmesan

20 g gemahlene Mandeln

2 EL Olivenöl

Salz, Pfeffer

1 Fleischtomate

Den Backofen auf 200° C vorheizen. Die Fenchelknollen putzen und waschen. Das Fenchelgrün abschneiden und zur Seite legen. Die Knollen längs halbieren. Die Zitrone in Scheiben schneiden. Salzwasser mit den Zitronenscheiben zum Kochen bringen, den Fenchel zufügen und etwa 10 Minuten blanchieren. Dann herausnehmen und gut abtropfen lassen.

In der Zwischenzeit Zwiebel und Knoblauchzehe abziehen und zusammen mit dem Fenchelgrün fein hacken. Dann mit Petersilie, Parmesan, den gemahlenen Mandeln und dem Olivenöl vermischen, anschließend salzen und pfeffern.

Die Tomate waschen, den Stielansatz entfernen und das Fruchtfleisch würfeln. In eine feuerfeste Form geben und den Fenchel mit der Schnittfläche nach unten darauflegen. Mit der Kräuter-Parmesan-Mischung bestreichen. Im vorgeheizten Backofen backen, bis die Kruste knusprig ist.

Gebratener Spargel mit Rührei (vegetarisch)

27 g E, 35 g F, 20 g KH

Zubereitungszeit: 25 Minuten

500 g grüner Spargel

1 kleine rote Zwiebel

1 Knoblauchzehe

½ rote Chilischote nach Belieben

2 Frühlingszwiebeln

15 g Cashewkerne

2 EL Olivenöl

Salz, Pfeffer

2 Eier (Gewichtsklasse M)

etwas Mineralwasser

Den Spargel im unteren Drittel dünn schälen. Die Stangen schräg in etwa 5 cm lange Stücke schneiden. Zwiebel und Knoblauchzehe abziehen und in feine Scheiben schneiden. Die Chilischote putzen und in feinste Ringe schneiden.

Frühlingszwiebeln abziehen, putzen und in Ringe schneiden. Die Cashewkerne grob hacken.

Öl in einer großen beschichteten Pfanne erhitzen und die Spargelstücke unter gelegentlichem Rühren 8 bis 10 Minuten braten. Sie sollen noch bissfest sein. Zwiebel, Knoblauch und Chili dazugeben und weitere 2 Minuten braten. Mit Salz und Pfeffer abschmecken und auf einen vorgewärmten Teller geben.

Die Eier mit etwas Mineralwasser, Salz und Pfeffer verquirlen und in der heißen Pfanne stocken lassen. Auf dem Spargel anrichten und mit Frühlingszwiebeln und Cashewkernen bestreut servieren.

Pilzpfanne mit Zucchini (vegetarisch)

30 g E, 32 g F, 20 g KH

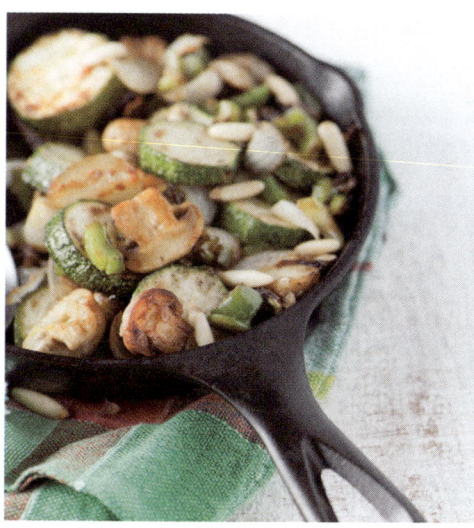

Zubereitungszeit: 20 Minuten

1 kleine Zwiebel

1 Knoblauchzehe

500 g gemischte Pilze (z. B. Butterpilze, Champignons und Steinpilze)

1 Zucchini (ca. 200 g)

2 EL Rapsöl

75 ml Kokosmilch (evtl. übrig von »Lachs in Tomaten-Kokos-Sauce«)

50 ml Kaffeesahne (10 % Fett) oder Kondensmilch

Salz, Pfeffer

20 g gehackte Walnüsse

Zwiebel und Knoblauchzehe abziehen und fein würfeln. Die Pilze mit einer weichen Bürste putzen und grob würfeln. Zucchini waschen, putzen, längs vierteln und in Stücke schneiden.

Das Öl in einer großen beschichteten Pfanne erhitzen. Zwiebel, Knoblauch und Zucchinistücke hineingeben und goldgelb braten. Die Pilze dazugeben und unter Rühren braten, bis sie beginnen, Wasser zu ziehen. Dann Kokosmilch und Sahne dazugießen und 3 Minuten ziehen lassen. Mit Salz und Pfeffer abschmecken. In einem tiefen Teller anrichten und mit Walnüssen bestreut servieren.

Tipp: Wenn Sie keine frischen Pilze bekommen (oder die Pilze saisonbedingt zu teuer sind), können Sie zum Teil auch getrocknete Pilze verwenden. Das Umrechnungsverhältnis getrocknete zu frischen Pilzen ist etwa 1:10. 250 g frische Champignons entsprechen also etwa 25 g getrockneten Pilzen. Diese sollten vor Verwendung aber mindestens 2 Stunden in lauwarmem Wasser eingeweicht werden.

Schafskäse überbacken (vegetarisch)

30 g E, 32 g F, 13 g KH

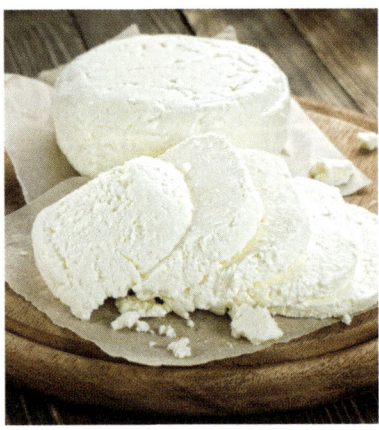

Zubereitungszeit: 30 Minuten

1 große Tomate (Roma- oder Rispentomate)

1 kleine rote Zwiebel

1 Stange Staudensellerie (ca. 100 g)

3 getrocknete Tomaten (ohne Öl)

100 g Fetakäse

15 g Sprossen (z. B. Alfalfa) oder 1 Kästchen Kresse

1 EL Olivenöl

Pfeffer

Balsamico-Creme

Den Backofen auf 200° C vorheizen. Die Tomate waschen und aus der Mitte drei Scheiben abschneiden, die restliche Tomate würfeln. Zwiebel abziehen, Sellerie waschen und putzen, beides in feine Ringe schneiden. Die getrockneten Tomaten in Streifen schneiden.

Die Tomatenscheiben in eine kleine feuerfeste Form (etwa 13 cm Durchmesser) legen. Die Zwiebelringe und den Feta daraufsetzen und mit dem übrigen Gemüse bestreuen. Mit Olivenöl beträufeln und mit frischem Pfeffer aus der Mühle würzen.

Im vorgeheizten Backofen 20 Minuten überbacken. Dann aus der Form heben oder auf einen Teller stürzen. Mit Sprossen oder Kresse bestreuen und mit Balsamico-Creme beträufelt servieren.

Hinweis: Eventuell restlichen Fetakäse können Sie auch im Rezept »Lauch in Käsesauce« (Seite 129) verwenden.

Tofu mit Paprikagemüse (vegan)

21 g E, 37 g F, 18 g KH

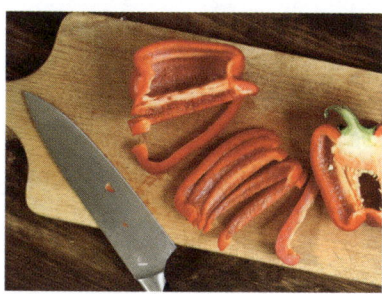

Zubereitungszeit: 25 Minuten

2 rote Paprikaschoten (ca. 300 g)

150 g Tofu

3 Frühlingszwiebeln

10 g schwarze entsteinte Oliven

1 EL Olivenöl

2–3 EL dunkle Sojasauce

Salz, Pfeffer

20 g gehackte Walnüsse

Die Paprikaschoten waschen, putzen und in schmale Streifen schneiden. Den Tofu abtropfen lassen und ebenfalls in Streifen schneiden. Die Frühlingszwiebeln putzen, abziehen und in Ringe schneiden. Die Oliven vierteln.

Olivenöl in einer großen beschichteten Pfanne erhitzen und Frühlingszwiebeln und Paprikastreifen unter Rühren anbraten, bis sie etwas Farbe angenommen haben. Den Tofu dazugeben und etwa 5 Minuten weiterbraten. Dann die Oliven unterheben und erwärmen.

Mit Sojasauce, Salz und Pfeffer abschmecken und mit den gehackten Walnüssen bestreut servieren.

Gemüsepfanne mit geräuchertem Tofu (vegan)

25 g E, 30 g F, 21 g KH

Zubereitungszeit: 25 Minuten

1 große Tomate (ca. 200 g)

1 kleine Zucchini (ca. 150 g)

1 kleine rote Zwiebel

1 walnussgroßes Stück Ingwerwurzel

2 Knoblauchzehen

½ Peperonischote

150 g geräucherter Tofu

1 EL Rapsöl

75 ml Kokosmilch

1 EL körniger Senf

Salz, Pfeffer

20 g ohne Fett geröstete Erdnüsse

Die Tomate heiß überbrühen, häuten, den Stielansatz herausschneiden und das Fruchtfleisch würfeln. Die Zucchini waschen, putzen, längs halbieren und in Scheiben schneiden. Die Zwiebel abziehen und fein würfeln. Ingwer und Knoblauch schälen und in feine Würfel schneiden. Die Peperonischote waschen, putzen und ebenfalls fein würfeln. Den Tofu abtropfen lassen und in etwa 1 cm große Würfel schneiden.

Öl in einer großen beschichteten Pfanne erhitzen und Zwiebel, Ingwer, Knoblauch und Peperoniwürfel kurz anbraten. Die Zucchinischeiben und Tofuwürfel dazugeben und unter Rühren Farbe annehmen lassen. Mit Kokosmilch ablöschen, den Senf einrühren und mit Salz und Pfeffer abschmecken.

Die Erdnüsse hacken und das Gericht vor dem Servieren damit bestreuen.

Bewegung

Eine halbe Stunde sportliche Aktivität pro Tag genügt, um Ihr biologisches Alter zu senken. Sport kann nämlich das Zellalter verjüngen – um bis zu 15 Jahre! Das zeigt eine sportmedizinische Studie anhand der Chromosomen-Enden (Telomere) der Teilnehmer. Sie trieben über einen längeren Zeitraum täglich 30 Minuten Sport, dann wurden ihre weißen Blutzellen untersucht. Das Ergebnis war verblüffend: Statt mittlerweile – wie beim normalen Altern üblich – geschrumpft zu sein, waren die Telomere nicht nur nicht kürzer, sondern sogar gewachsen – um 6 Prozent! Und da sich das Alter unserer Zellen anhand der Telomerenlänge zeigt, bedeutet ihre Verlängerung, dass sich die Zellen durch die regelmäßige Bewegung verjüngt haben.

Warum Sport diesen erfreulichen Anti-Aging-Effekt hat, erklären sich die Wissenschaftler mit seiner entzündungshemmenden Wirkung. Für sie liegt es nahe, dass körperliche Aktivität den schädlichen oxidativen Stress in den Zellen abbaut und sich so regenerativ auf die Telomerlänge auswirkt.

»Je positiver Menschen auf Krankheiten oder Situationen reagieren, die Stress auslösen, desto gesünder können sie altern.«

*Dr. Manfred Gogol,
Facharzt für Geriatrie*

Die positive Wirkung von regelmäßiger Bewegung macht sich allerdings nicht nur beim Zellalter bemerkbar. Ausreichend Sport hat bekanntermaßen zugleich zahlreiche gesundheitsfördernde Effekte auf den menschlichen Organismus. Beispielsweise wird das Herz trainiert, der Stoffwechsel angeregt, und die Muskeln werden gestärkt. Damit wird der Mensch leistungsfähiger, belastbarer und insgesamt gelassener und lockerer gegenüber den täglichen Herausforderungen. Stress kann ihm dann deutlich weniger anhaben, was wiederum die stressbedingte Altersbeschleunigung ausbremst.

Sport hat noch einen weiteren überaus förderlichen Effekt auf das Altern des Menschen: Er hält unsere Blutgefäße jung. So ergaben Untersuchungen, dass der Gefäßzustand von aktiven 60- bis 65-Jährigen dem von inaktiven 20-Jährigen gleicht.

Von all diesen förderlichen Auswirkungen auf unseren Körper profitiert natürlich auch das Immunsystem. Zumindest wenn das gewählte Training den Körper nicht zu sehr belastet – etwa bei moderatem Ausdauertraining am besten an der frischen Luft. Da verbessert sich dann nicht nur die allgemeine Leistungsfähigkeit, sondern auch die der körpereigenen Abwehr. Somit haben Erkältungskrankheiten übers ganze Jahr gesehen bei sportlich Aktiven weniger Chancen als bei Couchpotatoes.

Wer kann jetzt noch etwas gegen regelmäßige und ausreichende Bewegung einwenden? Die allerseits bekannten und medizinisch nachgewiesenen positiven Aspekte sind dermaßen überzeugend und umfangreich, dass selbst eingefleischte Sportmuffel einsehen müssen, dass es ohne körperliche Aktivität nicht möglich ist, sein biologisches Alter zu senken.

Doch keine Sorge. Ich spreche ja nicht gleich von Leistungssport oder extremen Anstrengungen. Im Gegenteil. Moderat und ausreichend bedeutet vor allem maßvolle Bewegung in genau der Intensität, die Ihrer persönlichen Kondition, Ihrer gesundheitlichen Verfassung und Ihrem Alter entspricht. Schließlich soll Training ja auch Spaß machen und weder Körper noch Geist ständig überfordern. Geeignete moderate Sportarten beziehungsweise Gesundheitssportarten sind beispielsweise Wandern, Nordic Walking, Tanzen, Schwimmen, Radfahren, Joggen, Gymnastik, Skilanglauf oder Golfspielen.

Was aber genau bedeutet ausreichend? Die passende Antwort darauf hatte schon Sebastian Kneipp (Namensgeber für die ganzheitliche Kneipp-Medizin): »Untätigkeit schwächt, Übung stärkt, Überlastung schadet.« Für ihn war das ideale Wechselspiel zwischen Leistung und Entspannung einer der wichtigsten Faktoren seiner erfolgreichen Therapie. Denn so gewiss die oben beschriebenen Vorzüge einer ausreichenden und belebenden Bewegung sind, so gewiss ist es – das belegen inzwischen auch neuere Studien wissenschaftlich –, dass übertriebenes Training den Organismus überlastet und damit der Gesundheit auf Dauer schadet.

In Deutschland hat jedoch nur jeder zehnte Erwachsene ausreichende regelmäßige Bewegung. Die meisten gehen pro Tag nicht mehr als 500 Meter zu Fuß – unfassbar, den Rest erledigen Rolltreppen, Fahrstühle und Verkehrsmittel aller Art. So kommen die meisten Menschen auf gerade mal 12 Minuten Bewegung täglich. Und das ist eindeutig zu wenig!

Junge Erwachsene sind schlecht in Form

Die jungen Erwachsenen in Deutschland zeigen sich in ziemlich schlechter Form. Die Mehrzahl der 18- bis 25-Jährigen kommt bezüglich ihrer Fitness weder mit Schülern noch mit älteren Semestern zwischen 50 und 60 Jahren mit. Grund dafür ist, dass die meisten in dieser Altersgruppe mindestens einen Risikofaktor aufweisen: Sie sind übergewichtig, rauchen oder bewegen sich zu wenig.

Denn der menschliche Körper und Organismus ist auf Bewegung und Aktion ausgelegt. Das heißt, wir brauchen ganz einfach ein gewisses Maß an Bewegung, um gesund zu bleiben. Und im Umkehrschluss bedeutet das: Bewegungsmangel macht auf Dauer krank. Ganz besonders in Kombination mit den bereits beschriebenen »Lebensstilsünden« Übergewicht, Rauchen und Alkohol. Der Trend ist jedoch, dass die Menschen immer träger und schwerfälliger werden. Es ist alarmierend: Bereits 70 Prozent der »westlichen« Bevölkerung leiden deshalb unter den entsprechenden gesundheitlichen Folgen. Der Grund ist vor allem, dass die moderne Arbeitswelt von sitzenden Tätigkeiten dominiert wird. Hinzu kommt, dass die Beliebtheit des Internets dazu führt, dass auch die Freizeit bevorzugt im Sitzen verbracht wird. Die Motorisierung des Alltags tut ihr Übriges. Das bedeutet, unser Körper verbraucht zu wenig von den Kalorien, die wir ihm als Nahrung zuführen. So entstehen Übergewicht und eine Vielzahl von Krankheiten. Denn werden Muskeln, Herz oder Kreislauf nicht ausreichend gefordert, verlieren sie an Leistungsfähigkeit. Kurzatmigkeit, Bluthochdruck, koronare Herzkrankheiten und Diabetes Typ 2 sind die Folgen.

Außerdem: Der Mensch verliert pro Lebensjahrzehnt 10 Prozent an Muskelkraft. Der zunächst schleichende Prozess beginnt schon mit etwa 30 Jahren und beschleunigt sich deutlich, wenn man über 60 Jahre alt ist. Je älter wir werden, desto wichtiger ist es deshalb, unsere Muskeln zu beanspruchen, um unsere allgemeine körperliche Leistungsfähigkeit einigermaßen zu erhalten. Denn fest steht: Wer seine Muskeln nicht benutzt, verliert sie. Um das zu verhindern, genügt ein moderates, aber kontinuierliches Training, das nicht überlastet.

Idealerweise sollte Sport schon in jungen Jahren ein ganz normaler und gewohnter Teil des Alltags sein. Dann fällt es einem auch im Alter leichter, sich regelmäßig zu bewegen. Aber was und wie viel ist in welchem Alter nützlich und angemessen? Das hängt natürlich vom Typ ab. Sind Sie der sportliche oder der gemütliche Typ – oder irgendwie dazwischen? Nicht jeder mag sich in hochfunktionaler Sportbekleidung in der Öffentlichkeit oder im Fitnessstudio produzieren. Die meisten lieben es »bescheidener« – weniger zeitaufwendig, weniger kostenintensiv, weniger anstrengend. Für sie gilt, für mehr Bewegung und Muskelbeanspruchung im Alltag zu sorgen. Wer hier konsequent auf die allseits verfügbare Bequemlichkeit, die beispielsweise

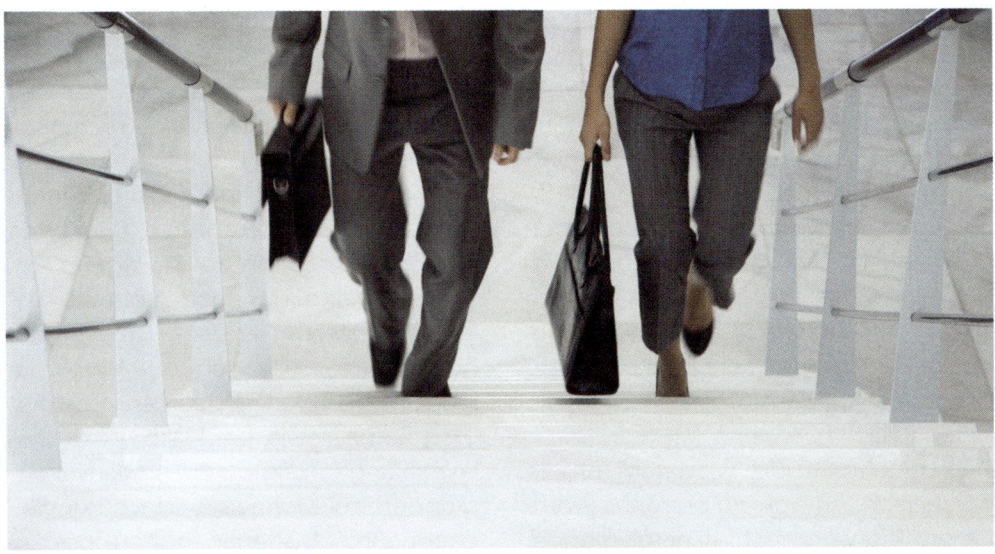

Rolltreppen, Aufzüge und Autos bieten, verzichtet, kann fast ebensolche förderlichen Ergebnisse erzielen wie jemand, der lieber seine Sporttasche packt, um auf die Laufstrecke, in die Sporthalle oder ins Fitnessstudio zu gehen.

Zum Beispiel mit der Fitnessübung Treppensteigen: In ausreichendem Umfang (rund 400 Stufen pro Tag) kann Treppensteigen so viel bringen wie eine 15-minütige Joggingeinheit. Aber nicht nur das: Wer Aufzüge und Rolltreppen meidet, trainiert außerdem sein Herz-Kreislauf-System, seine Atmung und Ausdauer und hat noch den positiven Nebeneffekt, dass die Muskulatur an Po, Oberschenkeln und Waden beansprucht wird.

In einer Untersuchung wurden sportlich Ungeübte aufgefordert, täglich zwei Minuten Treppen zu steigen. Nach acht Wochen waren es 5-mal am Tag 90 Treppenstufen. Die Ergebnisse waren durchweg positiv: Die maximale Leistungsfähigkeit der Personen hatte sich im Schnitt um 17 Prozent gesteigert, und das schlechte Cholesterin hatte sich um 7,7 Prozent gesenkt.

Entscheidend am Ende des Tages ist der Gesamtumsatz an Energie (Kalorien). Der setzt sich zusammen aus dem Grundumsatz und dem Leistungsumsatz. Der Grundumsatz ist dabei die Menge an Energie, die der Körper braucht, um seine Grundfunktionen in völliger Ruhe, also ohne körperliche Anstrengung, aufrechtzuerhalten. Das heißt: Wir verbrennen immer Kalorien, auch ohne irgendwie aktiv zu sein. Der Grundumsatz ist abhängig von Körpergröße, Gewicht und Alter. Als grobe Faustregel gilt für

Frauen: Grundumsatz = 0,9 Kilokalorien pro Kilogramm Körpergewicht in der Stunde und für

Männer: Grundumsatz = 1 Kilokalorie pro Kilogramm Körpergewicht in der Stunde.

Das Alter spielt eine erhebliche Rolle beim individuellen Grundumsatz. Denn ab dem Alter von 30 Jahren sinkt er bereits um rund 3 Prozent pro Lebensjahrzehnt. Das liegt zum einen daran, dass sich mit zunehmendem Alter der Stoffwechsel verlangsamt und zum anderen die Muskelmasse schwindet. Und weil Muskelgewebe prinzipiell einen deutlich intensiveren Stoffwechsel hat als Fettgewebe, heißt das: je mehr Muskeln, desto höher der Grundumsatz.

Der Leistungsumsatz wiederum ist die durch jede Art von körperlicher Aktivität pro Tag verbrauchte Energiemenge. Also jeder Schritt, den wir gehen, jede Stufe, die wir steigen, und natürlich jede Extrabewegungseinheit, die wir absolvieren, wie Spaziergehen, Schwimmen, Joggen oder Radfahren. Je intensiver und umfangreicher solche Bewegungseinheiten sind, desto höher ist der Leistungsumsatz.

Wie viele Jahre bringt Sport?

Um genauere Angaben darüber machen zu können, ab welchem Bewegungs- beziehungsweise Verbrauchsumfang lebensverlängernde Effekte eintreten, haben taiwanesische Forscher eine Langzeitstudie über acht Jahre ausgewertet. Die Teilnehmer wurden dabei in fünf Kategorien körperlicher Aktivität eingeteilt:

- inaktiv
- leicht aktiv
- moderat aktiv
- hoch aktiv
- sehr hoch aktiv

Im Vergleich zu gänzlich inaktiven Personen zeigten die Personen mit einer leichten körperlichen Aktivität von einer Viertelstunde pro Tag bereits einen statistisch signifikanten Effekt: Das Sterberisiko sank um 14 Prozent, das heißt die Lebenserwartung stieg um drei Jahre. Und: Jede 15 Minuten zusätzliche Bewegung am Tag reduzierte das Mortalitätsrisiko um jeweils weitere 4 Prozent. Der vorbeugende Effekt bezogen auf Herz-Kreislauf-Erkrankungen, Diabetes mellitus, Malignome sowie bei kardiovaskulären Erkrankungen zeigte sich in allen Altersgruppen bei Männern und Frauen gleichermaßen. Dagegen hatten inaktive Probanden ein um 17 Prozent erhöhtes Sterberisiko.

Bei welcher »Belastung« pro Tag oder Woche hat der Mensch aber nun die besten Effekte auf sein biologisches Alter beziehungsweise auf seine Lebenserwartung?

Ausdaueraktivität hält jung

Ausdauersport ist besonders dazu geeignet, die Funktionalität des Stoffwechsels und der Organe zu erhalten. Für die Altersforschung ist deshalb klar, dass sportliche Ausdaueraktivität eines der besten Anti-Aging-Mittel ist. Denn, so die Wissenschaftler, es profitiert nicht nur das Herz-Kreislauf-System, sondern es sinken auch die Risiken für altersbegleitende Erkrankungen wie Schlaganfall oder Herzinfarkt.

Allerdings nur wenn der Leistungsumsatz den individuellen Bedürfnissen und Umständen von körperlicher Verfassung und Alter entspricht, kann er als entscheiden-

Das Gehirn profitiert von Bewegung

Kanadische Wissenschaftler fanden heraus, dass regelmäßige Bewegung nicht nur dem Körper und dem Organismus nützt, sondern auch dem Gehirn. Studienteilnehmer absolvierten zweimal pro Woche ein intensives Intervalltraining. Das Ergebnis: Nach vier Monaten hatte sich nicht nur die Kondition verbessert, sondern auch die geistige Leistungsfähigkeit der Probanden. Den Grund dafür sehen die Forscher in der durch die Bewegung verursachten besseren Durchblutung des Gehirns.

Für das Altern bedeutet das, dass intensive körperliche Aktivität (mindestens 150 Minuten pro Woche) den üblichen altersbedingten Abbau der geistigen Leistungsfähigkeit verlangsamen oder sogar stoppen kann. Ein weiterer positiver Effekt ist der Schutz vor Herz-Kreislauf-Erkrankungen, die von Durchblutungsstörungen des Gehirns ausgelöst werden.

der Faktor maßgeblich zur Senkung des biologischen Alters beitragen. Das bedeutet: nicht zu wenig, aber auch keinesfalls zu viel! Denn wer zu viel macht, den bestraft der Körper. Die eigenen Grenzen zu kennen ist deshalb wichtig. Ein Indikator ist die maximale Herzfrequenz – also die Anzahl der Herzschläge pro Minute. Sie liegt bei maximaler Auslastung bei 220 minus Lebensalter, sollte jedoch im Training möglichst nicht höher sein als 190 minus Lebensalter.

Stabilitätseffekt

Ausdauersport wirkt sich auch positiv auf Ihre Knochen aus. Regelmäßige Aktivitäten wie Nordic Walking, Wandern, Joggen, Radfahren, Schwimmen oder Skilanglauf können dazu beitragen, dass sich der altersbedingte Abbau von Knochenkalksalz verlangsamt. Die Knochen bleiben länger stabil.

Wer seinen Körper langfristig leistungsfähig erhalten möchte, muss unbedingt auch seine Muskeln stärken. Sogenanntes Krafttraining ist dafür genau das Richtige. Keine Sorge, Sie brauchen keine Gewichte im Fitnessstudio zu stemmen. Ich habe sowohl für Geübte als auch für Ungeübte ein geeignetes Intervalltraining erarbeitet (ab Seite 145). Das lässt beim Laufen sowohl die Muskeln als auch die Ausdauer wachsen. Zusätzlich finden Sie ab Seite 149 die Anleitung für einfache Kraftübungen, die jeder zu Hause problemlos ausüben kann. Das Ziel: Wer genügend Kraft und Puste hat, stärkt seine Leistungsfähigkeit für sämtliche Herausforderungen des Alltags. Wichtig ist jedoch auch, Spaß an der Bewegung zu haben. Jedenfalls ist das Alter kein Hindernis, denn der Körper ist bis ins hohe Alter trainierbar.

> ## Mentaler Gewinn
>
> Bewegung, die Freude und Spaß macht, steigert das Selbstwertgefühl. Gleichzeitig wird Stress abgebaut und die Psyche gestärkt.

HIIT – Intelligentes Training für Ausdauer und Kraft

Das High Intensity Interval Training (HIIT) vereint die Ausdauerbewegung Laufen mit Krafttraining und ist ein echter Jungbrunnen. Im Wechsel von lockeren und intensiven Intervallen wird zwei- bis dreimal pro Woche trainiert. Diese Kombination baut Muskeln auf und die Ausdauer gleich mit – perfekt für mehr Leistungsfähigkeit im Alltag.

Der Vorteil: Für einen sehr guten und rasch spürbaren Effekt ist der Zeitaufwand im Vergleich zu anderen Sportarten eher gering. Hinter der Wirksamkeit des Trainings steckt das Prinzip der Superkompensation. Das ist die Möglichkeit des Körpers, sich an erhöhte Anforderungen mit einer entsprechenden Leistungssteigerung anzupassen. Das heißt, je intensiver Sie Ihre Muskeln fordern, desto leistungsfähiger werden sie. Eine ausreichend intensive Belastung regt den Körper dazu an, sich auf künftige, ähnlich hohe Anforderungen vorzubereiten. So wird ein neues, höheres Leistungsniveau erreicht. Voraussetzung dafür sind angemessene Erholungsphasen zwischen den Spitzen. Dann nämlich findet nicht nur die Regeneration des Muskels statt, sondern auch seine Anpassung an die Belastung. Das bedeutet, die Leistungs-

fähigkeit Ihrer Muskeln steigt über das frühere Niveau hinaus an.

Allerdings gibt es ohne Anstrengung keinen Gewinn. Wer nachhaltig seine Leistungsfähigkeit erhöhen möchte, dem bleibt nichts anderes übrig, als an seine körperlichen Grenzen zu gehen. Anders funktioniert es nicht! Prof. Dr. Wildor Hollmann hat es wissenschaftlich formuliert: »Der Leistungszustand eines Organismus wird bestimmt vom Erbgut sowie von der Qualität und Quantität der Beanspruchung.« Das bedeutet: Je intensiver (innerhalb physiologischer Grenzen) ein Organ gefordert wird, desto stärker passt es sich der Belastung an, desto leistungsfähiger und widerstandsfähiger wird es. Der richtige Reiz für die Entwicklung und Erhaltung der Leistungsfähigkeit der inneren Organe, speziell von Herz, Kreislauf und Stoffwechsel, ist die dynamische Beanspruchung großer Muskelgruppen (etwa mit Laufen oder Walken in wechselnden Intensitäten).

Dabei ist es egal, ob Sie bereits sportlich aktiv sind, es immer waren oder ob Sie gerade erst das Gefühl entwickeln, langsam etwas für sich tun zu müssen. Was zahlreiche Anti-Aging-Produkte, Wellnessprogramme, Diäten oder »Gesundheitsmittelchen« versprechen – HIIT hält es. Das heißt, wenn Sie regelmäßig und konsequent Ihr HII-Training absolvieren, brauchen Sie sich vor dem Älterwerden nicht zu fürchten. Sie bleiben fit und leistungsfähig, Sie versetzen Ihren Körper in die Lage, sich schnell zu regenerieren, und Sie beugen den meisten Zivilisationskrankheiten wie Herz-Kreislauf-Erkrankungen oder Diabetes Typ 2 erfolgreich vor.

Es lohnt sich

Experten sprechen davon, dass regelmäßige sportliche Übungen ab dem 40. Lebensjahr den Einfluss biologischer Alterungsvorgänge verlangsamen und uns gewissermaßen gestatten, »20 Jahre lang 40 Jahre alt zu bleiben«.

Sie könnten HIIT auch beispielsweise mit dem Fahrrad ausüben, indem Sie abwechselnd in einem niedrigen Gang zügig fahren und in einem hohen Gang Vollgas geben. In vergleichbaren Intervallen können Sie auch schwimmen. Für ein regelmäßiges und effizientes HII-Training eignet sich jedoch am besten das Laufen. Das Training sieht dann grob skizziert folgendermaßen aus: Anstatt wie bisher ein paar Kilometer in gleichmäßigem Tempo zu joggen, verändern Sie zwischendurch immer wieder die Intensität. Einzelheiten erfahren Sie in den Trainingsplänen ab Seite 145. Ziehen Sie einfach kurzzeitig spürbar das Tempo an, um damit den beteiligten Muskeln den notwendigen Trainingsreiz zu geben.

Um sich nicht zu überfordern und damit den positiven Effekt ins Negative umzukehren, ist es wichtig, dass Sie Ihre eigene Leistungsfähigkeit kennen – sie hängt von Ihrer individuellen körperlichen Verfassung und Fitness ab. Entscheiden Sie selbst, ob die Intensitäten des Trainings für Geübte oder eher die für Ungeübte für Sie infrage kommen.

Machen Sie also zunächst eine Art Bestandsaufnahme Ihrer aktuellen Leistungs-

fähigkeit. Der entscheidende Hinweis auf Ihre Fitness ist: Was machen Sie bereits? Wie häufig in der Woche bewegen Sie sich in welchem Umfang? Sind Sie also untrainiert oder trainiert?

Drei Größen bestimmen Ihre momentane Leistungsfähigkeit:

- die Ausdauer
- die Kraft der Beine
- die Kraft der Arme

Zwei weitere Größen runden den Test ab:

- der Ruhepuls
- der Bauchumfang

Ein Ausdauertest und je ein Krafttest für die Arme und Beine zeigen Ihnen, wie sportlich Sie momentan sind.

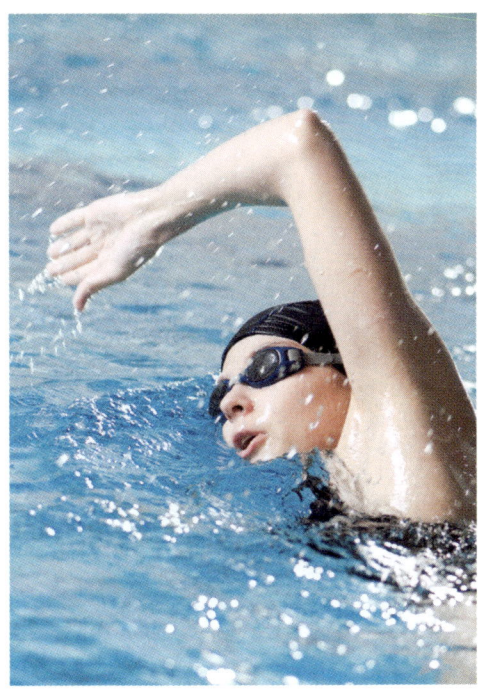

Testen Sie Ihre Fitness

Ausdauertest

In welcher Zeit laufen Sie 1000 Meter? Das ist die entscheidende Frage für den ersten Testteil. Suchen Sie sich dafür in Ihrer Umgebung eine geeignete Laufstrecke von ziemlich genau einem Kilometer Länge. Am einfachsten geht es natürlich auf einem Sportplatz, den Sie 2,5-mal umrunden müssen. Sie können die Strecke aber auch abmessen, indem Sie sie zunächst mit dem Auto oder Fahrrad abfahren, im Park abschreiten oder auf einer genauen Karte nachmessen.

Laufen Sie nach kurzem Aufwärmen – lockeres, sehr langsames Joggen – los. Können Sie die Strecke nicht in einem Zug durchlaufen, kein Problem. Machen Sie einfach zwischendurch Pausen. Wenn Sie nicht mehr laufen können, gehen Sie zügig weiter. Sobald Sie wieder Kraft geschöpft haben, joggen Sie die Strecke so schnell Sie können zu Ende. Stoppen Sie dann die Zeit, die Sie insgesamt gebraucht haben, um die 1000 Meter hinter sich zu bringen. Hier Ihre Punktzahl für die spätere Auswertung, die Sie sich notieren sollten:

Auswertung Ausdauertest

Für Männer gilt:

7 Minuten und mehr	= 1 Punkt
5,5 bis 7 Minuten	= 2 Punkte
unter 5,5 Minuten	= 3 Punkte

Für Frauen gilt:

7,5 Minuten und mehr	= 1 Punkt
6 bis 7,5 Minuten	= 2 Punkte
Unter 6 Minuten	= 3 Punkte

Krafttest für die Beine

Testen Sie, wie viele Kniebeugen Sie ohne Pause zügig hintereinander schaffen, bis die Muskulatur zu brennen beginnt. Stellen Sie die Beine dazu gut schulterbreit auseinander und gehen Sie so weit nach unten, dass sich die Oberschenkel waagerecht zum Boden befinden. Dann richten Sie sich wieder auf und beugen sich erneut.

Auswertung Krafttest Beine

Für Männer gilt:

bis zu 19	= 0 Punkte
20 bis 29	= 1 Punkt
30 bis 39	= 2 Punkte
40 und mehr	= 3 Punkte

Für Frauen gilt:

bis zu 9	= 0 Punkte
10 bis 19	= 1 Punkt
20 bis 29	= 2 Punkte
30 und mehr	= 3 Punkte

Krafttest für die Arme

Natürlich ist Laufen vor allem Beinsache. Doch es geht hier um den Fitnessstand Ihres Körpers im Allgemeinen. Testen Sie also, wie viele Liegestütze Sie ohne Pause zügig hintereinander ausführen können, bis die Muskulatur zu brennen beginnt. Da Männer und Frauen hier deutlich unterschiedliche Leistungen erzielen, dürfen Frauen die Liegestütze bei aufgesetzten Knien ausführen, Männer testen sich im Langliegestütz ohne Knieunterstützung.

Auswertung Krafttest Arme

Für Männer gilt:

bis zu 9	= 0 Punkte
10 bis 19	= 1 Punkt
20 bis 29	= 2 Punkte
30 und mehr	= 3 Punkte

Für Frauen gilt:

bis zu 4	= 0 Punkte
5 bis 9	= 1 Punkt
10 bis 14	= 2 Punkte
15 und mehr	= 3 Punkte

Der Ruhepuls

Körperliche Aktivität ist – wie bereits ausgeführt – die wichtigste Komponente in der Vorbeugung von Herz-Kreislauf-Erkrankungen. Ein bedeutender Faktor dabei ist der Ruhepuls. Wenn er sinkt, sinkt auch Ihr Krankheitsrisiko. Und genau das wird bereits nach wenigen Wochen HII-Training der Fall sein. Der Ruhepuls ist damit auch ein wichtiger Baustein des Eingangstests, mit dem Sie feststellen, wie intensiv Sie überhaupt mit dem Training beginnen sollten.

Der Ruhepuls muss gemessen werden, wenn Sie in den letzten Minuten oder besser Stunden keinerlei Aktivität nachgegangen sind. Der Morgen eignet sich daher am besten für die Messung. Entweder zählen Sie vor dem Aufstehen mit den Fingern an der Halsschlagader 30 Sekunden lang Ihren Puls und verdoppeln dann den Wert – so haben Sie den Ruhepuls pro Minute. Oder noch besser: Sie schlafen eine Nacht mit einem Pulsmesser um Ihre Brust. Notieren Sie gleich nach dem Aufwachen den angezeigten Wert.

Auswertung Ruhepuls

Beim Ruhepuls muss nicht zwischen den Geschlechtern unterschieden werden. Daher gilt für Mann und Frau pro Minute:

über 80 Schläge	= 1 Punkt
60 bis 80	= 2 Punkte
unter 60	= 3 Punkte

Der Bauchumfang

Ab einem gewissen Bauchumfang steigen die gesundheitlichen Risiken im Leben – aber speziell auch im Training. Daher ist dieser Messwert wichtig für die Bestimmung Ihrer optimalen Trainingsintensität.

So messen Sie Ihren Bauchumfang:

- Messen Sie im Stehen und mit freiem Oberkörper.
- Legen Sie das Maßband in der Mitte zwischen dem unteren Rippenbogen und dem Beckenkamm an der dicksten Stelle des Bauchs an und führen es um Ihren Leib herum. Orientieren Sie sich nicht am Bauchnabel, dieser liegt bei manchen Menschen mit einer kurzen Taille etwas weiter unten.
- Atmen Sie leicht aus und lesen Sie den Bauchumfang auf dem Maßband ab.

Auswertung Bauchumfang

Für Männer gilt:

Ab 113 cm	= 0 Punkte
103 bis 112 cm	= 1 Punkt
95 bis 102 cm	= 2 Punkte
bis 94 cm	= 3 Punkte

Für Frauen gilt:

Ab 95 cm	= 0 Punkte
89 bis 94 cm	= 1 Punkt
81 bis 88 cm	= 2 Punkte
bis 80 cm	= 3 Punkte

Gesundheitsrisiko Bauchumfang

Je mehr Zentimeter um die Taille, desto höher das Risiko für ungünstige Stoffwechselveränderungen des Organismus (lesen Sie dazu auch ab Seite 66). Und jeder Zentimeter mehr wiegt doppelt schwer! Als hoch gefährdet für Folgeerkrankungen gelten Männer mit einem Bauchumfang über 112 cm und Frauen über 94 cm.

Jetzt können Sie die Gesamtpunktzahl errechnen. Der folgende Überblick verrät Ihnen, welches Programm das Ihre ist. Ab einer Gesamtpunktzahl von 10 empfiehlt sich für Sie der Trainingsplan für Geübte (Seite 147). Haben Sie weniger als 10 Punkte erreicht, sollten Sie mit dem Trainingsplan für Laufeinsteiger beginnen (Seite 145).

Trainingsplan für Laufeinsteiger (Ungeübte)

In jeder Woche wird an drei Tagen trainiert. Bei diesen Trainingstagen ist jeweils angegeben, wie lange Sie sich locker und wie lange Sie sich anschließend intensiv bewegen sollten. Die Zahl der Wiederholungen (Wdh.) zeigt an, wie oft Sie diesen Zyklus laufen sollten.

	Trainingstag 1	Wdh	Trainingstag 2	Wdh	Trainingstag 3	Wdh
Woche 1	Joggen: 2 Minuten Sprinten: 10 Sekunden	6	Joggen: 3 Minuten Sprinten: 10 Sekunden	4	Joggen: 2 Minuten Sprinten: 10 Sekunden	6
Woche 2	Joggen: 3 Minuten Sprinten: 10 Sekunden	6	Joggen: 5 Minuten Sprinten: 10 Sekunden	4	Joggen: 3 Minuten Sprinten: 10 Sekunden	6
Woche 3	Joggen: 4 Minuten Sprinten: 15 Sekunden	6	Joggen: 6 Minuten Sprinten: 15 Sekunden	4	Joggen: 4 Minuten Sprinten: 15 Sekunden	6
Woche 4	Joggen: 6 Minuten Sprinten: 15 Sekunden	4	Joggen: 8 Minuten Sprinten: 15 Sekunden	3	Joggen: 6 Minuten Sprinten: 15 Sekunden	4
Woche 5	Joggen: 8 Minuten Sprinten: 25 Sekunden	4	Joggen: 10 Minuten Sprinten: 25 Sekunden	3	Joggen: 8 Minuten Sprinten: 15 Sekunden	4
Woche 6	Joggen: 10 Minuten Sprinten: 25 Sekunden	3	Joggen: 10 Minuten Sprinten: 25 Sekunden	3	Joggen: 12 Minuten Sprinten: 25 Sekunden	3
Woche 7	Joggen: 10 Minuten Sprinten: 25 Sekunden	3	Joggen: 8 Minuten Sprinten: 25 Sekunden	3	Joggen: 10 Minuten Sprinten: 25 Sekunden	3
Woche 8	Joggen: 12 Minuten Sprinten: 30 Sekunden	3	Joggen: 8 Minuten Sprinten: 30 Sekunden	3	Joggen: 12 Minuten Sprinten: 30 Sekunden	3

Nach sechs Wochen HII-Training empfehle ich Ihnen, sich neu wie oben beschrieben zu testen. Wenn es Ihre Fitness
erlaubt und Sie Ihre Ergebnisse weiter
verbessern möchten, sollten Sie auch
noch die beiden Zusatzwochen absolvieren, die Sie auch mehrmals wiederholen können.

Lassen Sie sich als Laufeinsteiger nicht
von der vielleicht zunächst als extrem
empfundenen Belastung abschrecken.
Klar ist das Programm anstrengend, und
das Laufen fällt schwer, weil der Körper
es noch nicht kennt. Aber seien Sie sicher: Ab der zweiten Woche wird es
spürbar besser. Der Körper braucht Zeit,
um sich anzupassen.

Beginnen Sie behutsam

Laufen Sie in den ersten Minuten nur
so schnell, dass Sie genügend Luft
bekommen. Steigern Sie die Anstrengung langsam. Das Training endet
immer mit der schnellen, intensiven
Phase. Werden Sie danach allmählich langsamer, und gehen Sie noch
so lange, bis sich Ihr Puls beruhigt
hat. Danach sollten Sie zumindest die
Beinmuskulatur dehnen. Übungen dazu finden Sie auf Seite 148.

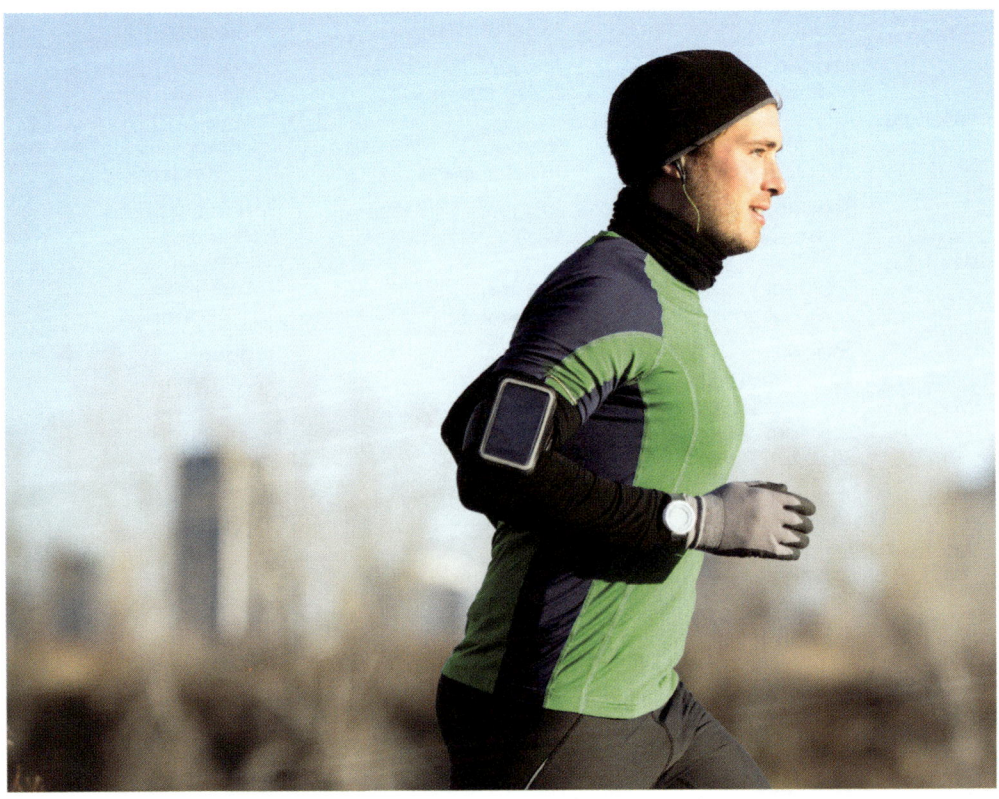

Trainingsplan für geübte Läufer

In jeder Woche wird an drei Tagen trainiert. Bei diesen Trainingstagen ist jeweils angegeben, wie lange Sie sich locker und wie lange Sie sich anschließend intensiv bewegen sollten. Die Zahl der Wiederholungen (Wdh.) zeigt an, wie oft Sie diesen Zyklus laufen sollten.

	Trainingstag 1	Wdh	Trainingstag 2	Wdh	Trainingstag 3	Wdh
Woche 1	Joggen: 5 Minuten Sprinten: 30 Sekunden	4	Joggen: 5 Minuten Sprinten: 30 Sekunden	4	Joggen: 5 Minuten Sprinten: 30 Sekunden	4
Woche 2	Joggen: 10 Minuten Sprinten: 30 Sekunden	3	Joggen: 10 Minuten Sprinten: 30 Sekunden	3	Joggen: 10 Minuten Sprinten: 30 Sekunden	3
Woche 3	Joggen: 9 Minuten Sprinten: 35 Sekunden	3	Joggen: 9 Minuten Sprinten: 35 Sekunden	3	Joggen: 9 Minuten Sprinten: 35 Sekunden	3
Woche 4	Joggen: 10 Minuten Sprinten: 45 Sekunden	3	Joggen: 10 Minuten Sprinten: 45 Sekunden	3	Joggen: 10 Minuten Sprinten: 45 Sekunden	3
Woche 5	Joggen: 10 Minuten Sprinten: 1 Minute	3	Joggen: 10 Minuten Sprinten: 1 Minute	3	Joggen: 10 Minuten Sprinten: 1 Minute	3
Woche 6	Joggen: 5 Minuten Sprinten: 50 Sekunden	6	Joggen: 5 Minuten Sprinten: 50 Sekunden	6	Joggen: 5 Minuten Sprinten: 50 Sekunden	6
Woche 7	Joggen: 7 Minuten Sprinten: 1:15 Minuten	4	Joggen: 7 Minuten Sprinten: 1:15 Minuten	4	Joggen: 7 Minuten Sprinten: 1:15 Minuten	4
Woche 8	Joggen: 10 Minuten Sprinten: 1:30 Minuten	3	Joggen: 10 Minuten Sprinten: 1:30 Minuten	3	Joggen: 10 Minuten Sprinten: 1:30 Minuten	3

Wenn Sie das 6-Wochen-Programm absolviert haben, sind Sie extrem fit! Die zusätzlichen beiden Wochen bieten Ihnen – falls gewünscht – noch eine Steigerung. Trainieren Sie dann nach den HIIT-Prinzipien selbstständig weiter.

Effiziente Dehnübungen

1. **Dehnen der Beinrückseite.** Sie stehen aufrecht in Schrittstellung. Achten Sie darauf, dass beide Füße gerade nach vorn zeigen. Beugen Sie nun das vordere Bein im Kniegelenk und lassen das hintere Bein gestreckt. Das Becken ist leicht vorgekippt. 15 bis 20 Sekunden halten, dann die Seite wechseln.

2. **Dehnen der Wade.** Sie stehen in leicht gebeugter Position und strecken ein Bein vor. Das Standbein ist leicht gebeugt, stützen Sie sich darauf ab. Ziehen Sie dann die Fußspitze des zu dehnenden Beins nach oben. 15 bis 20 Sekunden halten, dann die Seite wechseln.

3. **Dehnen der Oberschenkelvorderseite.** Sie stehen aufrecht, das Becken leicht vorgekippt. Winkeln Sie ein Bein nach hinten und umschließen Sie es mit einer Hand. Ziehen Sie den Fuß des gehobenen Beins in Richtung Gesäß. 15 bis 20 Sekunden halten, dann die Seite wechseln.

4. **Dehnen des Nacken-/Schulterbereichs.** Sie stehen aufrecht und halten den Kopf in gerader Position. Ziehen Sie die rechte Schulter nach unten und legen den Kopf auf die linke Seite. Sie können diese Nackendehnung durch einen leichten Zug am Kopf mit der freien Hand unterstützen. 15 bis 20 Sekunden halten, dann die Seite wechseln.

5. **Dehnen des oberen Rückens.** Sie stehen oder sitzen aufrecht. Legen Sie den Kopf in Richtung Brustbein ab und ziehen Sie mit beiden Händen den Kopf leicht in Richtung Bauch. Versuchen Sie sich so weit wie möglich in Richtung Becken einzurollen. 15 bis 20 Sekunden halten, dann wiederholen.

6. **Dehnen der Armmuskulatur.** Sie stehen oder sitzen aufrecht und heben den rechten Arm quer über den Brustbereich nach links. Ziehen Sie nun leicht mit dem linken Arm den rechten in Richtung Brust. Achten Sie darauf, dass Sie die rechte Schulter nicht nach oben schieben. 15 bis 20 Sekunden halten, dann die Seite wechseln.

7. **Dehnen der Rumpfseite.** Sie stehen aufrecht und heben die gestreckten Arme auf Schulterhöhe. Führen Sie den rechten Arm zur linken Seite und beugen den nach vorn gerichteten Rumpf so weit Sie können. 15 bis 20 Sekunden halten, dann die Seite wechseln.

8. **Dehnen der Gesäßmuskulatur.** Sie liegen auf dem Boden und schlagen das rechte gebeugte Bein über das aufgestellte linke Bein. Ziehen Sie nun mit den Händen das linke Bein in Richtung Bauch. 15 bis 20 Sekunden halten, dann die Seite wechseln.

Ihr tägliches Krafttraining – Minimalprogramm

Neben dem Ausdauertraining sollte auch ein gezieltes Muskelaufbautraining ein regelmäßiger Bestandteil Ihres künftigen Verjüngungs-Bewegungsprogramms sein. Warum? Muskeln machen nicht nur schlank, weil sie mehr Energie verbrauchen als Fettzellen. Sie schützen im Endeffekt auch vor Diabetes, Übergewicht und vielen anderen Zivilisationskrankheiten.

Die Wirkung verschiedener Kraftübungen auf den Körper unterscheidet sich sehr. Forscher haben deshalb jeweils den »Stromreiz« bestimmter Übungen auf den angesteuerten Muskel gemessen. So konnte das effektivste Krafttraining für die gewünschte Körperpartie ermittelt werden.

Ich habe für Sie ein Minimalprogramm an Kraftübungen zusammengestellt. Führen Sie die Übungen langsam und gleichmäßig ohne Schwung durch. Jede Übung sollte 10- bis 15-mal wiederholt werden. Im Anschluss folgt gegebenenfalls ein Seitenwechsel. Die letzten Wiederholungen müssen sich anstrengend anfühlen. Bei Bedarf sollte die Anzahl der Wiederholungen dementsprechend angepasst werden. Achten Sie auf Ihre Atmung: ausatmen bei Belastung, einatmen bei Entspannung. Die Reihenfolge der folgenden Übungen spielt keine Rolle.

Bankstellung

Gehen Sie in den Vierfüßlerstand (auf Hände und Knie in die »Bank«). Strecken Sie dann den rechten Arm und das linke Bein. Achten Sie darauf, dass Ihr Bauch dabei angespannt ist (Hohlkreuz vermeiden). Führen Sie nun Ellbogen und Knie unter dem Körper zusammen, ohne dass Ihr Bein dabei den Boden berührt.

Liegestütz

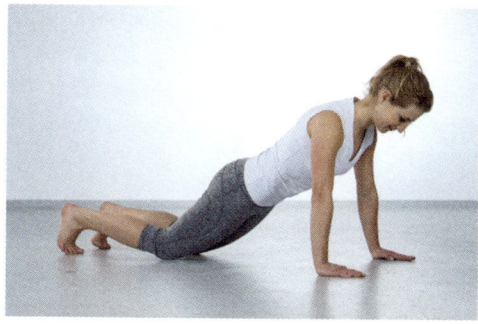 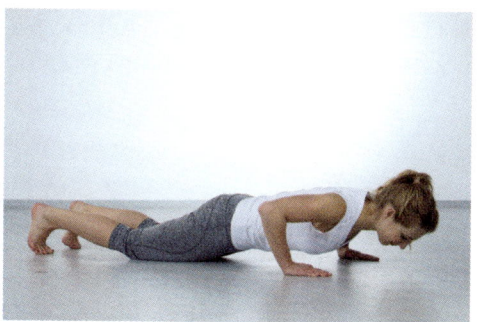

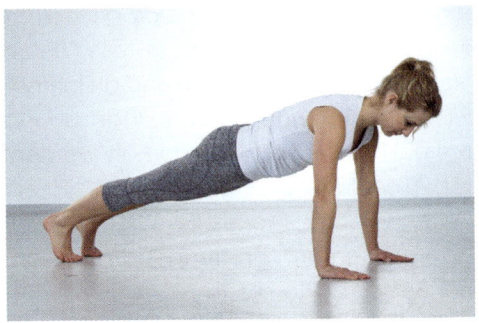 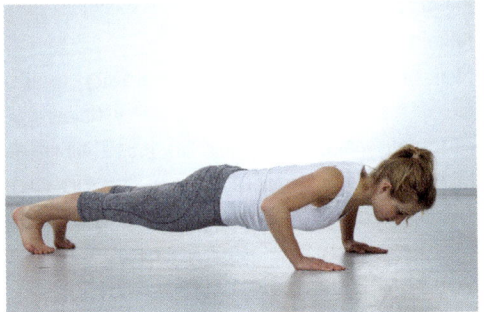

Gehen Sie in den Vierfüßlerstand. Stützen Sie sich auf Hände und Knie, die Arme sind gestreckt, die Knie nahe beieinander. Beugen Sie dann die Arme, sodass sich Ihr Oberkörper und Ihr Po in einer geraden Linie dem Boden nähern. Wenige Zentimeter vor dem Boden drücken Sie sich mit den Armen wieder nach oben. Wenn Ihnen das zu leicht fällt, steigern Sie die Übung, indem Sie in der Ausgangsstellung die Beine ausstrecken und sich mit den Füßen stützen. Beugen Sie dann in dieser Stellung die Arme und drücken Sie sich wieder nach oben.

Gerader Crunch

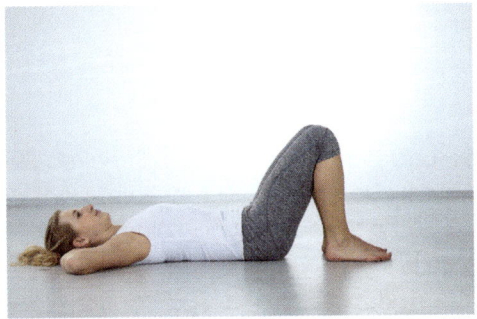 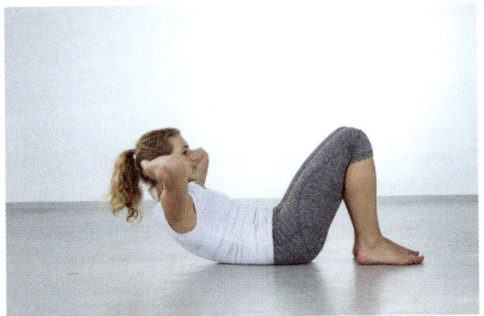

Legen Sie sich auf den Rücken, nehmen Sie Ihre Hände hinter den Kopf und blicken Sie in Richtung Decke. Heben Sie dann den Oberkörper so weit an, dass sich die Schultern vom Boden lösen. Achten Sie darauf, dass die Ellenbogen seitlich bleiben und Sie den Blick zur Decke beibehalten.

Seitbeuge im Unterarmstütz

Legen Sie sich auf den Boden und rollen Sie dann auf eine Seite. Stützen Sie sich auf den Unterarm und das Knie und drücken Sie Ihr Becken nach oben. Dann senken Sie das Becken wieder bis kurz über dem Boden ab. Fortgeschrittene strecken das untere Bein, stützen sich mit dem Fuß und drücken sich in dieser Haltung nach oben (und unten).

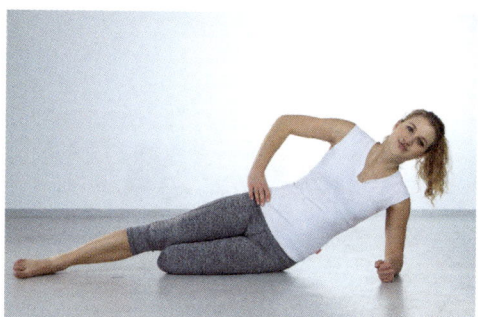 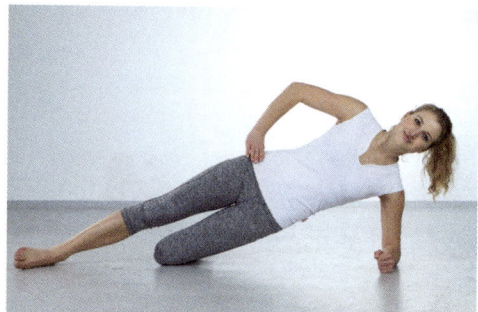

Kniebeuge

Gehen Sie in den Ausfallschritt. Beugen Sie dann beide Beine und achten Sie darauf, dass Sie dabei den Oberkörper aufrecht halten und das vordere Kniegelenk senkrecht über dem Fußgelenk stehen lassen.

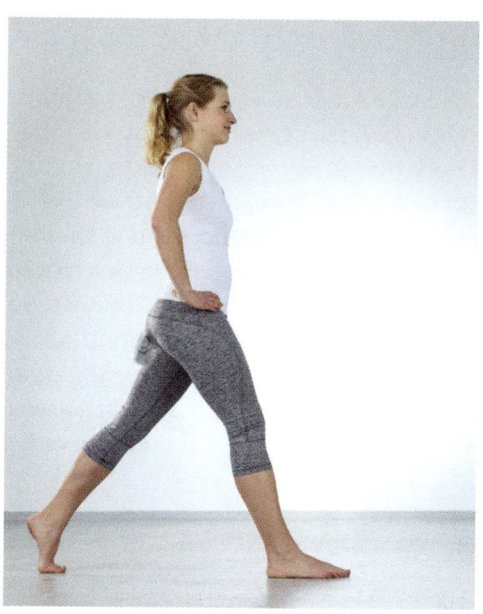 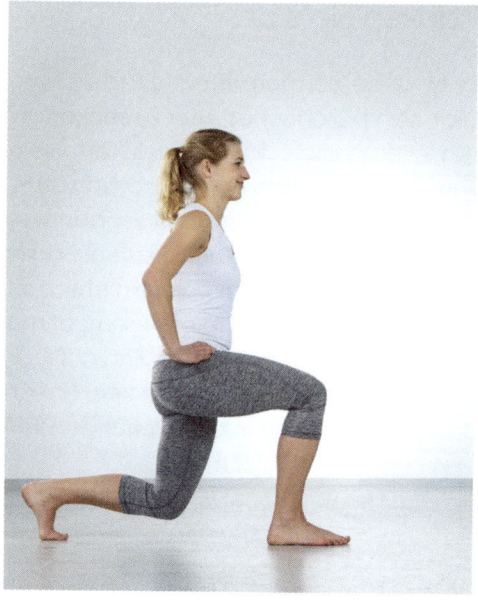

Bridging

Legen Sie sich auf den Rücken. Rollen Sie dann die Wirbelsäule nach oben und heben Sie das Becken so hoch wie möglich vom Boden ab (Knie, Hüfte, Schultern in einer Linie). Spannen Sie Bauch und Po fest an, um ein Hohlkreuz zu vermeiden. Anschließend das Becken bis kurz über den Boden sinken lassen.

Schräger Crunch

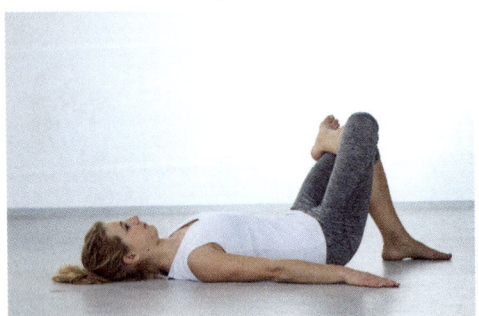 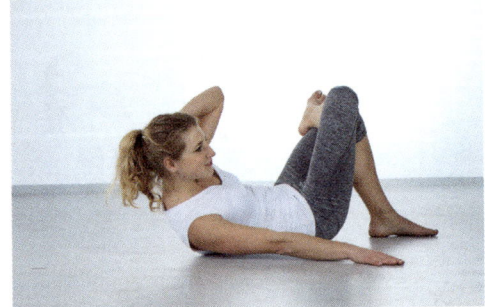

Legen Sie sich auf den Rücken und stellen Sie die Beine auf. Legen Sie dann den Fuß des rechten Beines auf das linke Knie (das rechte Knie zeigt nach außen) und stützen Sie mit der linken Hand ihren Kopf. Nun den Oberkörper schräg in Richtung rechtes Knie heben und dann wieder bis kurz über den Boden senken. Nicht ablegen.

Packen Sie's an

Es ist doch ziemlich ermutigend zu wissen, wie viele Ansätze und Möglichkeiten es gibt, sein biologisches Alter zu senken. Wir sind also keineswegs einem unabwendbaren Alterungsschicksal ausgeliefert. Nein, vielmehr haben wir es selbst in der Hand – zumindest zu einem hohen Prozentsatz –, wie schnell und auf welche Weise wir altern. Wer jetzt den Entschluss fasst, egal in welchem Alter, möglichst gesund und fit (weiter) zu altern, sollte keine Zeit verlieren. Beginnen Sie schnellstmöglich damit, in den hier so zahlreich genannten Bereichen etwas zu verändern. Es spielt dabei keine Rolle, wo Sie anfangen: kleine Optimierungen auf mehreren Gebieten oder ein, zwei grundlegende Verbesserungen. Es lohnt sich auf jeden Fall und zu jeder Zeit. Es ist nie zu früh, aber auch niemals zu spät. Es gibt kein Falsch oder Richtig, kein Versagen oder Scheitern. Jede Veränderung in eine verjüngende Richtung ist ein Gewinn. Sie werden sehen!

ANHANG

Quellen

Bücher

Despeghel Dr. Dr., Michael/Muliar, Doris: Die freeTOX-Diät – Wie Sie Ihren Körper entgiften und Entzündungsprozesse beheben, um gesund und schnell abzunehmen – in nur 28 Tagen, riva Verlag, München 2016

Despeghel, Dr. Dr. Michael: 2 Tage Diät sind genug. riva Verlag, München 2013

Despeghel, Dr. Dr. Michael: High Intensity Training zum Abnehmen, Gräfe und Unzer Verlag, München 2011

Despeghel, Dr. Dr. Michael: Ran an den Bauch – das Ernährungsprogramm, Gräfe und Unzer Verlag, München 2008

Despeghel, Dr. Dr. Michael: Wer besser schläft, ist länger wach, Knaur Ratgeber Verlag, München 2007

Merkle, Rolf: Nie mehr deprimiert, mvg Verlag, München 2004

Digitale Quellen

http://www.spektrum.de/lexikon/biologie/altern/2492 (abg. 3.11.2015)

https://www.bmi.bund.de/SharedDocs/Downloads/DE/Broschueren/2012/demografiebericht.pdf?__blob=publicationFile (abg. 4.11.2015)

http://www.kas.de/upload/dokumente/verlagspublikationen/Alter-Last-Chance/Alter-Last-Chance-2-1.pdf (abg. 4.11.2015)

http://www.spiegel.de/wissenschaft/medizin/biologisches-alter-sie-glauben-sie-sind-38-vielleicht-sind-sie-schon-61-a-1042290.html (abg. 5.11.2015)

http://handwerk-owl.de/media/1394004591_wirtschaftsfaktor_alter.pdf (abg. 15.11.2015)

http://www.meaningandhappiness.com/oxford-happiness-questionnaire/214/ (abg. 11.12.2015)

http://www.reiss-profil.at/methode/16-lebensmotive/die-16-lebensmotive.html (abg. 29.12.2015) www.Beduerfnismatrix_Max-Neef.pdf (abg. 14.12.2015)

http://glorenz.de/?page=max-neef (abg. 29.12.2015)

http://www.gluecksarchiv.de/inhalt/arbeit.htm (abg. 28.12.2015)

http://www.gluecksarchiv.de/index.htm (abg. 28.12.2015)

http://www.fid-gesundheitswissen.de/naturheilkunde/frohmedizin/ (abg. 28.12.2015)

http://www.seligmaneurope.com/ (29.12.2015)

https://www.ted.com/talks/mihaly_csikszentmihalyi_on_flow?language=de (abg. 29.12.2015)

https://www.dkfz.de/de/presse/pressemitteilungen/2014/dkfz-pm-14-38-Was-uns-Lebensjahre-raubt.php (abg. 30.12.2015)

https://www.dkfz.de/de/epidemiologie-krebserkrankungen/arbeitsgr/ernaerepi/EPIC_p02_EPIC_Europa.html (abg. 1.1.2016)

http://www.dkfz.de/de/presse/pressemitteilungen/2015/dkfz-pm-15-56-Wie-wirkt-Nikotin-auf-die-Gesundheit-und-was-macht-E-Zigaretten-und-E-Shishas-riskant.php (abg. 1.1.2016)

http://www.gbe-bund.de/gbe10/abrechnung.prc_abr_test_logon?p_uid=gast&p_aid=0&p_knoten=FID&p_sprache=D&p_suchstring=8612 (abg. 5.1.2016)

http://www.stern.de/gesundheit/ernaehrung/altern-ohne-krankheiten-wie-ein-gesunder-lebensstil-ihre-zellen-jung-haelt-3950668.html (abg. 5.1.2016)

http://www.zeit.de/karriere/2012-08/stress-gesundheit-gehirnleistung (abg. 6.1.2016)

http://www.kup.at/kup/pdf/4546.pdf (abg. 9.1.2016)

https://www.inqa.de/SharedDocs/PDFs/DE/Publikationen/psyga-kein-stress-mit-dem-stress-beschaeftigte.pdf?__blob=publicationFile (abg. 11.1.2016)

http://arbeitsblaetter.stangl-taller.at/SCHLAF/Nacht-Schlaf-Test.shtml (abg. 14.1.2016)

http://www.sexmedpedia.com/artikel/auswirkungen-von-sexualhormonen-auf-die-psyche (abg. 15.1.2016)

http://derstandard.at/2000021929164/Kakao-kann-Blutdruck-senken (abg. 19.1.2016)

http://www.br.de/fernsehen/bayerisches-fernsehen/sendungen/gesundheit/themenuebersicht/gesund-im-alltag/vitamine-vitamintabletten-nahrungsergaenzung-100.html (19.1.2016)

http://www.sport-ist-die-beste-medizin.de/sport-und-bewegung/kraft/jungbrunnen-bewegung/ (abg. 9.02.2016)

http://karrierebibel.de/sitzen (abg. 20.02.2016)

http://www.dna-sequenzierung.com/unregelmaessiger-schlafrhythmus-macht-krank (abg. 14.1.2016)

http://cordis.europa.eu/news/rcn/34469_de.html

http://www.aerztezeitung.de/medizin/krankheiten/neuro-psychiatrische_krankheiten/schlafstoerungen/article/901247/gefaehrlich-wenn-leben-anders-getaktet-innere-uhr.html (abg. 14.1.2016) http://www.welt.de/gesundheit/article130891138/Sitzen-gefaehrdet-Ihre-Gesundheit.html (abg. 10.3.2016)

http://www.hage.de/files/forum_3._kein_stress_mit_dem_stress._psychische_gesundheit_in_ der_arbeitswelt__psyga_..pdf (abg. 10.3.2016)

http://www.focus.de/gesundheit/ratgeber/gehirn/news/gehirn-gedaechtnismaengel-schon-ab-30_aid_382416.html (abg. 10.3.2016)

Bildnachweise

S. 10: IVY PHOTOS/Shutterstock.com

S. 11: Serg64/Shutterstock.com

S. 13: aabeele/Shutterstock.com

S. 14: Subbotina Anna/Shutterstock.com

S. 15: koya979/Shutterstock.com

S. 18: Serg Zastavkin/Shutterstock.com

S. 20: Sebastian Kaulitzki/Shutterstock.com

S. 23: design36/Shutterstock.com

S. 24: CLIPAREA I Custom media/Shutterstock.com

S. 36: Abbildung frei nach Dewa Bleisinger/*Die Welt*

S. 38: My Good Images/Shutterstock.com

S. 40: Dudarev Mikhail/Shutterstock.com

S. 43: Lukiyanova Natalia / frenta/Shutterstock.com

S. 44: Rido/Shutterstock.com

S. 49: Photographee.eu/Shutterstock.com

S. 51: Konstantin Chagin/Shutterstock.com

S. 56: Gajus/Shutterstock.com

S. 58: Africa Studio/Shutterstock.com

S. 64: Africa Studio/Shutterstock.com

S. 67: lola1960/Shutterstock.com

S. 68: Photick/Shutterstock.com

S. 72: Antonio Guillem/Shutterstock.com

S. 79: Ruslan Guzov/Shutterstock.com

S. 82: gpointstudio/Shutterstock.com

S. 95: puhhha/Shutterstock.com

S. 102: Dionisvera/Shutterstock.com

S. 111: Africa Studio/Shutterstock.com

S. 113: Looker_Studio/Shutterstock.com

S. 114: yasuhiro amano/Shutterstock.com

S. 115: 54613/Shutterstock.com

S. 116: Alex Coan/Shutterstock.com

S. 117: Africa Studio/Shutterstock.com

S. 119: Aprilphoto/Shutterstock.com

S. 120: 1eyeshut/Shutterstock.com

S. 122: EsHanPhot/Shutterstock.com

S. 123: Jacek Chabraszewski/Shutterstock.com

S. 124: ff-photo/Shutterstock.com

S. 127: kropic1/Shutterstock.com

S. 129: Aneta_Gu/Shutterstock.com

S. 131: Eve's Food Photography/Shutterstock.com

S. 132: Sunny Forest/Shutterstock.com

S. 133: ffolas/Shutterstock.com

S. 137: bikeriderlondon/Shutterstock.com

S. 141: Aleksandr Markin/Shutterstock.com

S. 146: Maridav/Shutterstock.com

S. 149–152: Despeghel & Partner

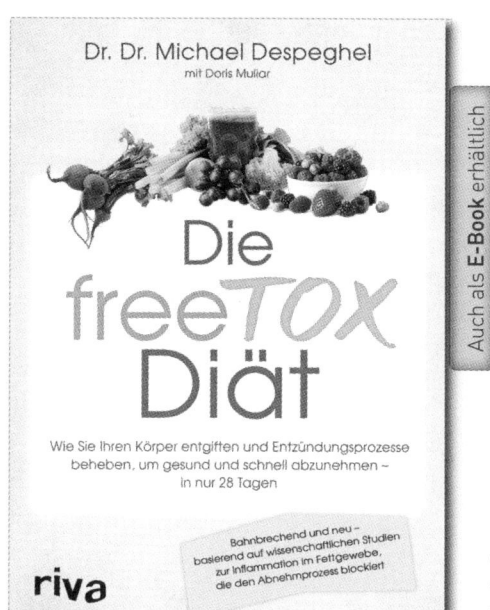

160 Seiten
17,99 € (D) | 18,50 € (A)
ISBN 978-3-86883-696-7

Dr. Dr. Michael Despeghel;
Doris Muliar

Die freeTOX-Diät

Wie Sie Ihren Körper
entgiften und Entzündungsprozesse beheben, um
gesund und schnell abzu-
nehmen – in nur 28 Tagen

Neueste Studien belegen: Entzündungen im Körper beeinflussen unseren Fettstoffwechsel und unser Gewicht. Zucker, Alkohol und oft auch glutenhaltiges Getreide bewirken eine Überaktivität des Immunsystems und die rasche Bildung von Fettzellen, die Entzündungsprozesse im Körper befördern. Der Abnehmexperte und Bestsellerautor Dr. Dr. Michael Despeghel zeigt die Zusammenhänge zwischen Fettstoffwechsel, Übergewicht und verschiedenen Folgekrankheiten auf. Mit der *Freetox-Diät* legt er einen 28-Tage-Ernährungsplan vor, der Entzündungen behebt, das Gewicht reduziert, den Darm entlastet und das Immunsystem wieder in Balance bringt. Der Praxisteil des Buches zeigt auf, welche Lebensmittel Entzündungsprozessen im Körper entgegenwirken.

Eigens für die *Freetox-Diät* hat die Diätspezialistin und Kochbuchautorin Doris Muliar 70 köstliche entzündungshemmende Rezepte für alle Mahlzeiten des Tages entwickelt. Tipps gegen Heißhunger und Vorschläge für mehr Bewegung im Alltag unterstützen den Leser dabei, seinen Stoffwechsel in nur vier Wochen zu normalisieren und auf Abnehmen umzustellen.

riva

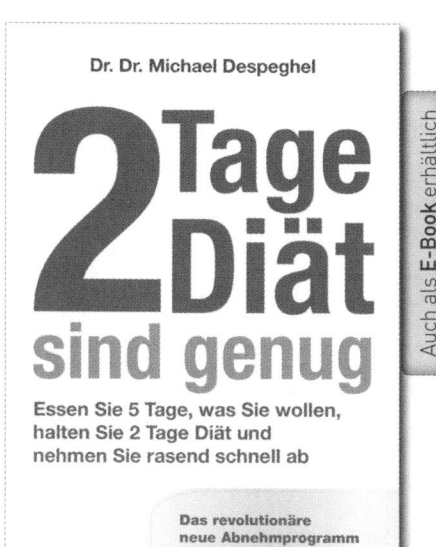

Dr. Dr. Michael Despeghel

2 Tage Diät
sind genug

sind genug

Essen Sie 5 Tage, was Sie wollen,
halten Sie 2 Tage Diät und
nehmen Sie rasend schnell ab

Das revolutionäre
neue Abnehmprogramm
• ohne Verzicht
• ohne dauerhafte Umstellung

riva

Auch als E-Book erhältlich

208 Seiten
9,99 € (D) | 10,30 € (A)
ISBN 978-3-86883-333-1

Dr. Dr. Michael Despeghel
2 Tage Diät
sind genug
Essen Sie 5 Tage, was Sie
wollen, halten Sie 2 Tage
Diät und nehmen Sie rasend
schnell ab.

60 Prozent der Männer und 43 Prozent der Frauen in Deutschland sind übergewichtig. Die Mehrheit von ihnen würde lieber heute als morgen die überflüssigen Pfunde loswerden. Am liebsten aber, ohne ihren Lebensstil grundlegend zu ändern, geschweige denn zu hungern oder sich zu quälen. Keine Chance also? Doch! Die revolutionär bedürfnisorientierte Diät von Dr. Dr. Michael Despeghel liefert den Beweis, dass es trotzdem funktioniert. Der Clou: An fünf Tagen der Woche kann man essen, was man will, und leben wie bisher. Lediglich an den restlichen zwei Tagen wird der Gürtel etwas enger geschnallt: Dann gibt es eine auf 500 Kilokalorien reduzierte, schmackhafte eiweißreiche Kost. Das Buch liefert eine Fülle von Rezepten für diese Diättage. Unterstützt wird der Abnehmeffekt durch zwei Bewegungseinheiten, die kurz, aber effektiv und daher auch für Sportmuffel geeignet sind. Das radikal neue Abnehmkonzept erfordert nur wenig Disziplin und keinen komplett veränderten Lebensstil. Es ist einfach und für jeden mit nachhaltigem Erfolg umsetzbar. Ohne Hungern, ohne Verzicht, dafür mit Genuss und garantiertem Gewichtsverlust.

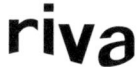